头颈部影像
正常测量值手册

主　编　[美]丹尼尔·托马斯·吉纳特

主　译　鲜军舫　付　琳

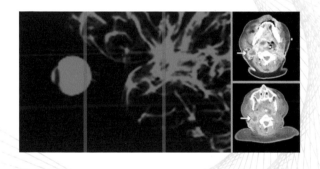

U0227337

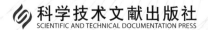

科学技术文献出版社

SCIENTIFIC AND TECHNICAL DOCUMENTATION PRESS

·北京·

图书在版编目（CIP）数据

头颈部影像正常测量值手册 ／（美）丹尼尔·托马斯·吉纳特（Daniel Thomas Ginat）主编；鲜军舫，付琳主译. —北京：科学技术文献出版社，2023.9

书名原文：Manual of Normative Measurements in Head and Neck Imaging

ISBN 978-7-5235-0812-1

Ⅰ．①头… Ⅱ．①丹… ②鲜… ③付… Ⅲ．①头部—疾病—影像诊断—手册 ②颈—疾病—影像诊断—手册 Ⅳ．① R651.04-62 ② R653.04-62

中国国家版本馆 CIP 数据核字（2023）第 185357 号

著作权合同登记号 图字：01-2023-4500
中文简体字版权专有权归科学技术文献出版社所有
First published in English under the title
Manual of Normative Measurements in Head and Neck Imaging
edited by Daniel Thomas Ginat
Copyright © Springer Nature Switzerland AG, 2021
This edition has been translated and published under licence from
Springer Nature Switzerland AG.

头颈部影像正常测量值手册

策划编辑：张 蓉	责任编辑：张 蓉 姜 毅	责任校对：张吲哚 责任出版：张志平

出　版　者　科学技术文献出版社
地　　　址　北京市复兴路15号　邮编　100038
编　务　部　（010）58882938，58882087（传真）
发　行　部　（010）58882868，58882870（传真）
邮　购　部　（010）58882873
官 方 网 址　www.stdp.com.cn
发　行　者　科学技术文献出版社发行　全国各地新华书店经销
印　刷　者　北京地大彩印有限公司
版　　　次　2023 年 9 月第 1 版　2023 年 9 月第 1 次印刷
开　　　本　889×1194　1/32
字　　　数　106千
印　　　张　3.75　彩插4面
书　　　号　ISBN 978-7-5235-0812-1
定　　　价　45.00元

版权所有　违法必究
购买本社图书，凡字迹不清、缺页、倒页、脱页者，本社发行部负责调换

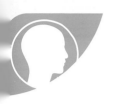

译者名单

主　译　鲜军舫　付　琳

译　者　（按姓氏笔画排序）

王　倩　齐草源　苏亚萍　李　铮

李　婷　宋丽媛　张玲玉　胡　镭

姜雨薇

　　头颈部是全身最复杂的解剖部位，因此很多放射科医师在进行头颈部 CT 和 MRI 读片时心中常感到忐忑。《头颈部影像正常测量值手册》一书图像精美，并详细阐述了规范的测量方法和技巧，帮助大家进行头颈部影像读片与诊断。本书按照解剖部位分为眼眶、颞骨（结构最复杂且细微）、颅底、颈部淋巴结和甲状腺等章节，每章都进行了详细的阐述与讨论。

　　对重要解剖结构的正确测量能帮助鉴别解剖变异与病变，尤其是根据颈部淋巴结分区标准，对不同区淋巴结熟练、准确地测量和定位是至关重要的。然而，在实际临床工作中会出现一些常见的错误，比如对淋巴结测量的是长径，而不是短径。如果测量不准确，可导致报告错误，出现假阳性，甚至错误的治疗方案。在此需专门强调，报告中准确写明淋巴结的分区，对临床医师进行病情诊断是非常关键的。

　　最后，我由衷地推荐放射科医师将此书作为工作时的案头书，以便随时查阅头颈部重要结构的正确测量方法和正常测量值，准确地评估复杂的头颈部区域。

Alexey Surov

Department of Radiology and Nuclear Medicine

Otto-von-Guericke University,

Magdeburg, Germany

在评估放射影像的许多结构时，大小很重要！本书是一本为头颈部影像的结构测量和解读提供有用且简明信息的参考书，正常值的编排基于以下头颈部亚部位：眼眶、颞骨、颅底、颅颈交界区、淋巴结、甲状腺、唾液腺和扁桃体组织。特别值得一提的是，本书对正常结构测量和相关异常都给出了影像图案例。请记住以下原则：书中提供的测量参考值仅作为参考，在图像解读时，除了需要考虑大小，还需要考虑其他因素。

Chicago, IL, USA
Daniel Thomas Ginat

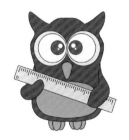

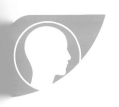

译者前言

　　头颈部解剖结构复杂，解剖变异多，准确测量结构有助于判断是正常、解剖变异还是病变。本书详细讲解了头颈部结构的测量方法和技巧，并推荐了正常结构测量值的参考值及解剖变异或病变诊断的参考值，为诊断提供了定量客观依据，增加头颈部影像读片和诊断的信心。

　　本书按照部位分为眼眶、颞骨、颅底、颈部淋巴结和甲状腺等，一共七章，每章都附有详细的描述和讨论。方便读者随时查阅头颈部重要结构的准确测量方法及正常测量值和异常的定量诊断标准，及时做出准确的诊断和评估。本书图像精美，实用性强，携带方便，可作为影像科、耳鼻咽喉头颈外科、神经外科、眼科和放射治疗科等科室医师的工具书。

　　本书由在一线工作的具有丰富理论知识和实际经验的医师翻译，并经过反复修改和审核，但由于水平有限，错误在所难免，请读者朋友在阅读时提出宝贵意见，以便再版时修改。

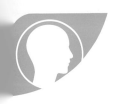

目 录

1 影像学基本定量测量方法 ……………………………………1
Daniel Thomas Ginat

2 眶壁和内容物的影像学正常测量值 …………………9
Mathew B. Macey, Juan E. Small, and Daniel Thomas Ginat

3 颞骨结构的影像学正常测量值 …………………… 27
Daniel Thomas Ginat and Michael B. Gluth

4 颅底的影像学正常测量值 ………………………… 49
Peleg M. Horowitz and Daniel Thomas Ginat

5 颅颈交界区的影像学正常测量值 ………………… 75
Daniel Thomas Ginat and Peleg M.Horowitz

6 头颈部淋巴结的影像学正常测量值 ……………… 85
Grayson W.Hooper and Daniel Thomas Ginat

7 甲状腺、唾液腺和扁桃体的影像学正常测量值 … 97
Daniel Thomas Ginat

彩 插 …………………………………………………109

第 1 章

影像学基本定量
测量方法

Daniel Thomas Ginat

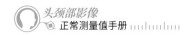

1.1 径线和角度测量

典型的影像存储与传输系统（picture archive and communication system，PACS）图像浏览器提供了基本的测量工具栏，包括常用的径线和角度测量功能（图1.1），用户可以在感兴趣的图像上手动测量。

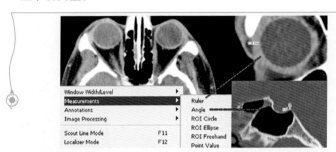

Window Width/Level：窗宽/位；Measurements：测量；Annotations：注释；Image Processing：图像处理；Scout Line Mode：搜索行模式；Localizer Mode：定位模式；Ruler：尺寸；Angel：角度；ROI Circle：圆形感兴趣区；ROI Ellipse：椭圆形感兴趣区；ROI Freehand：手绘感兴趣区；Point Value：点值。

图1.1 PACS上测量工具栏屏幕截图显示的径线和角度测量工具

通常使用公制单位进行测量。应注意的是，径线和角度测量值显示为0.1 mm或0.1°的系统，实际上精度可能没有那么高。另一个缺陷是在横断面图像上测量径线可能会受到患者位置变化的影响（图1.2），可通过标准化摆位或图像重建减少该误差，以便每次检查结果一致。

大多数人群的解剖结构大小呈正态分布。文献和本书后续章节中提供的正常参考测量值常报告为样本的平均值，有时与量化

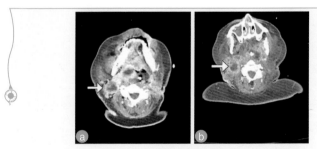

同一患者因扫描角度不同，导致一张图像上病变位于上颌窦层面（图b），在另一张图像上病变位于于牙齿层面（图a）。

图1.2 右侧颈部坏死淋巴结层面（箭头）连续2次增强CT图像

样本测量值变异程度的标准差、范围或95%置信区间（confidence intervals，CI）一起使用。这些统计学参数可作为指南，帮助确定在具体扫描图像上获得的测量值是正常还是异常。

1.2　面积和体积测量

在很多临床应用中，大小用横截面积和体积的测量值来表示比一维测量值更好，尤其对于形状不规则的结构。影像学中确定体积的方法包括以下几种。

- 横截面积和体积的长椭球形公式：

$$面积 = \pi \times 长 \times 宽$$
$$体积 = 0.52 \times 高 \times 长 \times 宽$$

虽然这两个公式简单明了，但如果形状与圆形或球形有较大偏差，其准确性并不高。

- 平面测量法是一种测量体积的比较可靠的方法，计算方式是在所有断面图像上勾画出结构边缘，计算出横截面积之和，再乘以图像层厚，但耗时较长。

- 专用软件可用于识别结构的边缘，例如，使用基于阈值的连接组件或区域生长算法分割器官或病变，自动计算出体积（图1.3，文后彩图1.3）。

一般来讲，建议使用1 mm或不超过3 mm的薄层重建，以便在横断面图像上获得可靠的体积测量值。

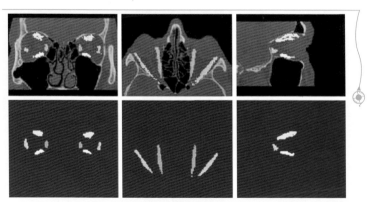

内直肌、外直肌、上直肌（提上睑肌）、下直肌体积分别为2177 mm³、1888 mm³、2453 mm³、1660 mm³。

图1.3　使用机器学习自动分割生成的眼外肌的体积测量值
（由Ramkumar Rajabathar Babu Jai Shanker提供）

1.3 CT值和MRI信号强度测量

除测量结构大小外，还可通过在图像上选择感兴趣区（region of interest，ROI）获得像素信号强度值。在CT上，通过选择感兴趣区获得CT测量值，用Hounsfield单位（Hounsfield units，Hu）表示，不同组织和材料具有不同特征性的CT值（图1.4）。在MRI上，也可通过感兴趣区获得T_1和T_2加权像信

组织 / 材料	CT	CT 值（Hu）
空气	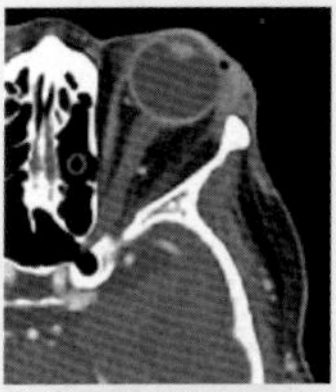 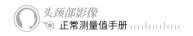	−1000
液体（脑脊液、玻璃体）	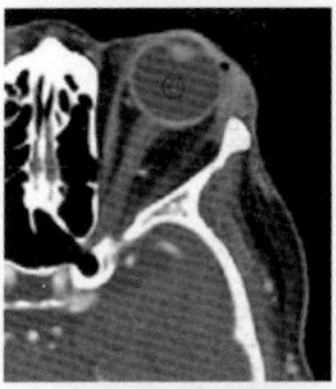	0 ~ 15
脑	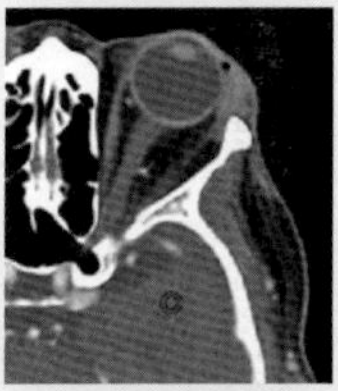	20 ~ 45
脂肪	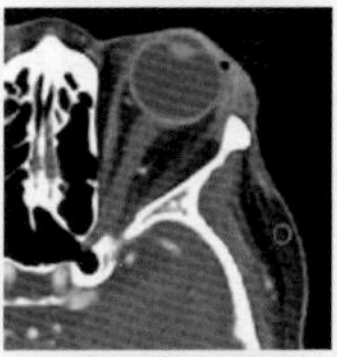	−200 ~ −50
骨	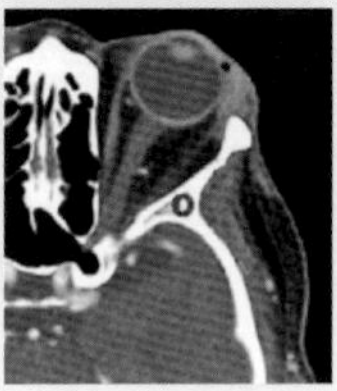	200 ~ 1000

图1.4 不同材料和组织的典型CT值示意

号强度及源于扩散加权像的表观扩散系数（apparent diffusion coefficient，ADC）图上的质子扩散率（图1.5）。

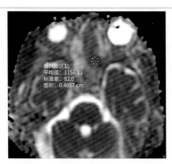

图1.5 ADC图显示左侧鼻窦肿瘤的感兴趣区和ADC值

1.4 测量误差

测量误差有3种主要类型：系统误差、随机误差和过失误差。

· 系统误差导致测量值不准确，这种不准确趋向一个方向，是由于测量设备（包括扫描仪）本身的问题，可表现为部分容积效应：一个体素的测量值由多个结构或组织的CT值或MRI信号强度混合形成，这在低倍率图像与高倍率图像之间尤其明显。在放大率较低时，一些结构的边缘比较清晰；而随着放大率的增高，边缘会变得很模糊（图1.6）。对于亚毫米大小的结构，该灰色区域的宽度特别重要，可能会导致测量不准确。可通过使用超薄切片解决这方面的问题。

· 随机误差导致测量值出现不一致的变化，可由以下因素引起：图像中的固有噪声（图1.7）及观察者内部和观察者之间的变化等。前者指同一观察者在不同时间测量同一结构获得的测量值不同，后者指不同观察者测量同一结构获得的测量值不同。

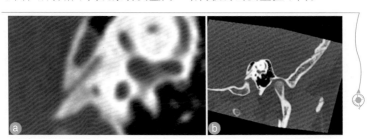

图1.6 放大（图a）和未放大（图b）的斜矢状面CT图像，图像放大后，结构的边缘变模糊

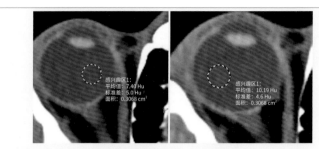

感兴趣区1:
平均值: 7.40 Hu
标准差: 5.0 Hu
面积: 0.3068 cm²

感兴趣区1:
平均值: 10.19 Hu
标准差: 4.6 Hu
面积: 0.3068 cm²

由于噪声的影响，眼球内略微不同的位置，其CT值也不同，另外每个测量值的标准差都较大。

图1.7　横断面CT图像

• 过失误差是指记录测量值时发生错误而引起的误差，如输入的是18 mm而不是13 mm。

参考文献

（遵从原版图书著录格式）

Abramson RG, Burton KR, Yu JP, Scalzetti EM, Yankeelov TE, Rosenkrantz AB, Mendiratta-Lala M, Bartholmai BJ, Ganeshan D, Lenchik L, Subramaniam RM. Methods and challenges in quantitative imaging biomarker development. Acad Radiol. 2015;22(1):25–32.

Buerke B, Puesken M, Beyer F, et al. Semiautomatic lymph node segmentation in multislice computed tomography: impact of slice thickness on segmentation quality, measurement precision, and interobserver variability. Invest Radiol. 2010;45(2):82–88.

Dejaco D, Url C, Schartinger VH, et al. Approximation of head and neck cancer volumes in contrast enhanced CT. Cancer Imaging. 2015;15:16. Published 2015 Sep 29.

Fabel M, Wulff A, Heckel F, et al. Clinical lymph node staging-influence of slice thickness and reconstruction kernel on volumetry and RECIST measurements. Eur J Radiol. 2012;81(11):3124–3130.

Fehlings MG, Furlan JC, Massicotte EM, et al. Interobserver and intraobserver reliability of maximum canal compromise and spinal cord compression for evaluation of acute traumatic cervical spinal cord injury. Spine (Phila Pa 1976). 2006;31(15):1719–1725.

Ginat DT, Gupta R. Advances in computed tomography imaging technology. Annu Rev Biomed Eng. 2014;16:431–453.

Juliano AF, Ting EY, Mingkwansook V, Hamberg LM, Curtin HD. Vestibular aqueduct measurements in the 45° oblique (Pöschl) plane. AJNR Am J Neuroradiol. 2016;37(7):1331–1337.

Mueller S, Wichmann G, Dornheim L, et al. Different approaches to volume assessment of lymph nodes in computer tomography scans of head and neck squamous cell carcinoma in comparison with a real gold standard. ANZ J Surg. 2012;82(10):737–741.

Rosenkrantz AB, Mendiratta-Lala M, Bartholmai BJ, Ganeshan D, Abramson RG, Burton KR, Yu JP, Scalzetti EM, Yankeelov TE, Subramaniam RM, Lenchik L. Clinical utility of quantitative imaging. Acad Radiol. 2015;22(1):33–49.

Wilson JD, Eardley W, Odak S, Jennings A. To what degree is digital imaging reliable? Validation of femoral neck shaft angle measurement in the era of picture archiving and communication systems. Br J Radiol. 2011;84(1000):375–379.

Zhu W, Huang Y, Zeng L, et al. AnatomyNet: deep learning for fast and fully automated whole-volume segmentation of head and neck anatomy. Med Phys. 2019;46(2):576–589.

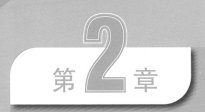

第 2 章

眶壁和内容物的影像学正常测量值

Mathew B. Macey, Juan E. Small,
and Daniel Thomas Ginat

2.1 眶壁

每侧眼眶由眶内壁、眶上壁、眶外壁和眶下壁组成，呈尖端向后的锥形结构。下面几个解剖标志可用于确定双侧眼眶之间的距离（图2.1）。

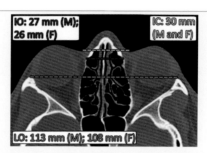

IO：眶间距；IC：内眦间距；LO：眶外缘间距。

图2.1 横断面CT图像显示成年男性（M）和成年女性（F）的正常测量值

眶间距是指在视神经平面测量双侧上颌骨额突后缘之间的距离。

- 出生时平均值：（14.2 ± 0.7）mm。
- 1岁时平均值：（16.2 ± 0.8）mm。
- 成年男性平均值：27 mm（范围为23～32 mm）。
- 成年女性平均值：26 mm（范围为23～32 mm）。

在没有旋转角的视神经平面图像上测量双侧上颌骨额突后缘之间距离的正常眶间距，男性范围为23～32 mm（平均27 mm），女性为23～32 mm（平均26 mm）。眶间距最宽处位于眼球后极的后面，男性为32～41 mm（平均34 mm），女性为29～37 mm（平均32 mm）。

内眦间距是指在两瞳孔水平线上测量内眦之间的距离。

- 出生时平均值：（22 ± 1）mm。
- 1岁时平均值：（28 ± 1）mm。
- 成年男性平均值：30 mm（范围为27～35 mm）。
- 成年女性平均值：30 mm（范围为25～33 mm）。

眶外缘间距是指测量双侧眶外缘之间的距离。

- 出生时平均值：（66 ± 2）mm。
- 1岁时平均值：（78 ± 2）mm。
- 成年男性平均值：113 mm（范围为105～120 mm）。
- 成年女性平均值：108 mm（范围为98～115 mm）。

临床意义之一

眼眶结构的正常测量值对于评估颅面异常伴随的眼距过窄、眼距过宽和手术重建都有参考价值。基于Frankfort平面（译者注：听眶下线）图像测量的结果最可靠，该平面为人体测量标志中的外耳道上缘和眼眶下缘间连线形成的平面（图2.2）。

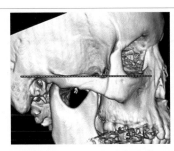

三维CT侧面图显示Frankfort平面的定位线，即从外耳道上缘到眼眶下缘。

图2.2　Frankfort平面

眶外壁：

• 眶外壁由蝶骨大翼、额骨和颧骨组成。

• 眶外壁深处由蝶骨三角组成，在横断面图像上呈三角形。

• 成人眶外缘到眶尖的距离一般为35～40 mm（图2.3）。

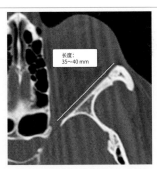

长度：
35～40 mm

横断面CT图像显示眶外缘到眶尖的平均距离。

图2.3　眶外壁

• 从眶外侧缘到外直肌与眶骨接触点的平均距离为25～26 mm。

• 冠状面图像上，在外直肌最厚处上缘，外侧壁平均宽度为16 mm。

• 蝶骨三角的平均体积为1.5 cm³（图2.4）。

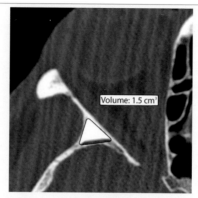

横断面CT图像显示整个蝶骨三角的体积。Volume：体积。

图2.4　蝶骨三角

临床意义之二

　　眶外壁深处是眼眶减压手术有效且安全的部位，外壁减压的程度取决于组成眶外壁深处的蝶骨三角的体积。蝶骨大翼最厚部分的宽度和长度可作为眶外壁深部减压手术的解剖学指导标志。

　　眶内壁：

　　•眶内侧缘到眶尖的距离约为45 mm。

　　•筛前孔包含筛前动脉，位于额骨与筛骨交界处、眶内侧缘后方约15 mm处（图2.5）。

　　•筛前孔后方约12 mm处为筛后孔，内有筛后动脉穿过（图2.5）。

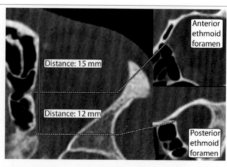

横断面和冠状面CT图像显示眶内壁的筛前孔和筛后孔的典型位置。Distance：距离；Anterior ethmoid foramen：筛前孔；Posterior ethmoid foramen：筛后孔。

图2.5　眶内壁

临床意义之三

筛动脉可能是鼻出血和眼眶出血的来源，因此了解这些结构的位置对于眼眶内壁手术非常重要。

眶下（蝶上颌）裂：

• 眶下裂位于眶底，与眶上裂、圆孔、翼腭窝、颞下窝和颞窝相邻。

• 下界为蝶骨大翼眶面下缘，外界为颧骨，后内界为腭骨眶突，前界为上颌骨。

• 内有眶下神经和动脉穿过。

• 向前外侧走行，从后方的上颌柱到前方的颧骨。

• 其中心较窄，长轴与颧面孔和视神经管之间的线平行。

• 眶下裂的平均长度为29 mm，范围为25 ~ 35 mm（图2.6）。

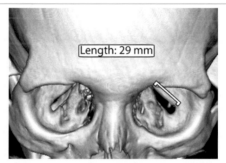

3D CT图像显示眶下裂的平均长度。Length：长度。

图2.6 眶下裂

临床意义之四

眶下裂是鼻内镜进入颅底和眼眶的重要解剖标志。

眶下神经管：

• 眶下神经管内有眶下神经通过，是上颌神经的终末分支，司职感觉功能。

• 神经通过圆孔出颅，进入翼腭窝，然后进入眶下沟并通过眶下管，最后经眶下孔从上颌骨前方出来。

• 眶下孔到眶下缘的平均距离为（7 ± 1）mm（图2.7）。

• 眶下裂至眶下缘的平均距离为（29 ± 2）mm（图2.7）。

临床意义之五

眶下神经管在眶底修复过程中存在医源性损伤的风险。

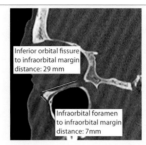

矢状面CT图像显示眶下神经管与邻近标志性结构的关系。Inferior orbital fissure to infraorbital margin distance：眶下裂到眶下缘距离；Infraorbital foramen to infraorbital margin distance：眶下神经孔到眶下缘距离。

图2.7　眶下神经管

2.2　眼球

• 眼球占整个眼眶体积的1/3，由外壁、前房、晶状体和玻璃体组成。

• 眼球壁包括3层：外层纤维膜（巩膜和角膜）、葡萄膜（虹膜、睫状体和脉络膜）和视网膜。

• 足月新生儿眼球的平均长轴为16 ~ 18 mm。

• 在18岁之前眼球（长轴）一般都会增长。随后长轴、前房深度和玻璃体深度随年龄的增长而减小，晶状体厚度随年龄的增长而增加。

• 眼球在出生后1年内停止生长，平均直径为23 mm（范围为22 ~ 25 mm）（图2.8）。

• 在横断面CT图像上，眼球后缘的正常位置在颧突间连线后方平均9 ~ 10 mm（范围为6 ~ 13 mm）。

• 巩膜厚度达1 mm，在MRI上呈低信号。

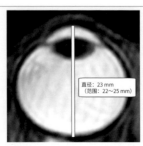

横断面MR T$_2$WI显示成年人正常眼球的直径和范围。

图2.8　眼球大小

• 角膜是屈光系统的组成部分，中心厚度为0.5 mm。由于角膜为胶原成分，所以在MRI上呈低信号的突起结构。

• 正常眼球前房的平均宽度约为2.5 mm，但根据统计，其范围为1.5～4 mm（图2.9）。

• 晶状体是一个卵圆形的晶体结构，形成前房的后界，并通过睫状小带连接到睫状体。晶状体在MR T_1WI和T_2WI上均呈低信号，赤道水平的前后径厚度通常为5 mm，长度为9 mm（图2.10）。

• 玻璃体占眼球体积的2/3。

• 眼球后壁通常在颧突间连线之后9～10 mm（图2.11）。

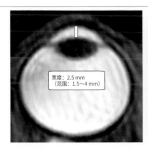
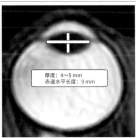

横断面MR T_2WI显示成年人正常眼球前房的宽度和范围。

横断面MR T_2WI显示成年人晶状体的平均大小。

图2.9　眼球前房　　　　图2.10　晶状体

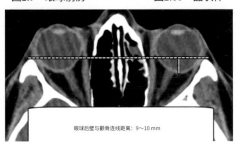

横断面CT图像显示典型的正常眼球后壁位置与颧突间连线的关系。

图2.11　眼球突出度测量

临床意义

眼球的大小是诊断牛眼（先天性青光眼）或小眼球的参考依据（图2.12）。在MRI上，采用RARE序列获得的眼球容积测量值误差率低于FSPGR序列，在采用脂肪抑制获得的快速自旋回波序列（fast spin echo，FSE）图像上，巩膜区域的化学位移伪影最小。在CT图像上，正常眼球和异常眼球的前房深度相差2 mm或2 mm以上时或前房深度大于5 mm时，提示有巩膜破裂的可能性（图2.13）。

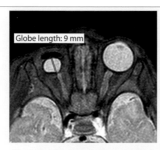

横断面MR T$_2$WI脂肪抑制后显示右侧小眼球长度。Globe length：眼球长度。

图2.12　小眼球

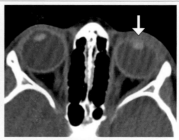

横断面CT图像显示患儿左眼球被剪刀刺伤后，其前房塌陷（箭头）。

图2.13　眼球破裂

2.3　视神经和视神经鞘

视神经是白质束从视网膜到大脑的延伸，周围环绕与颅内蛛网膜下隙相延续的脑脊液。相应地，视神经鞘是环绕在视神经和脑脊液周围的硬脑膜层。视神经鞘的宽度可随着脑脊液压力的变化而变化。

- 视神经宽度：
  –正常儿童视神经直径在视盘后10 mm处测量见表2.1。
  –正常视神经95%预测区间的下限为{2.24＋0.05×［年龄（以年计算）］}mm。
  –成年人视神经眶内段的直径从前到后逐渐减小，在眼球后方的测量值为4.0 mm，眼球后10 mm处测量值为3.5 mm（图2.14）。

表2.1　正常儿童视盘后10 mm处视神经的直径测量值

年龄（岁）	直径（mm）
0 ~ 1.5	2.2
1.5 ~ 3.0	2.4
3 ~ 6	2.6
6 ~ 12	2.9
12 ~ 18	3.1

- 视神经长度：
  –眼内段：1 mm——从巩膜开口出来。

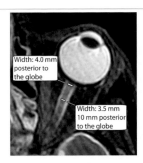

横断面MR T_2WI显示成年人视神经的标准宽度。Width：宽度；posterior to the globe：眼球后（测量值为4.0 mm）；10 mm posterior to the globe：眼球后10 mm处（测量值为3.5 mm）。

图2.14
视神经

－眶内段：25 mm——视神经的最长段，视神经周围蛛网膜下隙与鞍上池的蛛网膜下隙相互沟通。

－管内段：9 mm。

• 视神经鞘：

－儿童，在横断面MR T_2WI上，视神经管前方10 mm处测量：

0～3岁为3.1 mm。

3～6岁为4.1 mm。

6～18岁为3.6 mm。

－成年人：在CT图像上眼球后3 mm处视神经鞘宽度为（4.9～5.2）mm ±（1.3～1.5）mm，8 mm处宽度为（4.4～4.5）mm ±（0.6～0.8）mm，距视神经管3 mm处宽度为（3.6～3.7）mm ±（0.7～0.8）mm（图2.15）。

－CT图像上眼球后和眶内段中间（腰部）的视神经鞘复合体正常值（均值为 ± 2 SDs）分别为（5.6 ± 1.8）mm和（3.7 ± 0.8）mm。

－视神经鞘复合体的粗细与年龄、性别之间没有相关性。

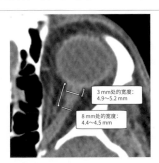

3 mm处的宽度：4.9～5.2 mm
8 mm处的宽度：4.4～4.5 mm

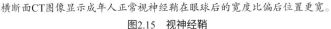

横断面CT图像显示成年人正常视神经鞘在眼球后的宽度比偏后位置更宽。

图2.15　视神经鞘

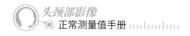
临床意义

距离眼球后8～10 mm处测量的结果变化最小。青光眼患者的视神经变细，而颅内压增高患者的视神经增粗。视神经鞘下方蛛网膜下隙在解剖上是相互连通的，这是压力传导的原因。视神经鞘复合体增粗的原因包括肿瘤（如视神经胶质瘤，图2.16）、假性脑瘤、感染、出血和急性视神经炎。慢性缺血或视-隔发育不良患者的视神经鞘复合体可能会异常细。

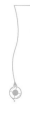

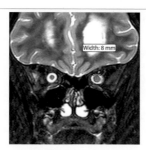

冠状面MR T$_2$WI显示神经纤维瘤病1型患者的左侧视神经增粗，双侧视神经鞘增宽和左侧侧脑室扩大。Width：宽度。

图2.16 视神经胶质瘤

2.4 眼外肌

• 负责眼球运动的眼外肌包括上直肌、下直肌、内直肌、外直肌，以及上斜肌和下斜肌。

• 上睑提肌负责上眼睑的运动。

• 成年人眼外肌的正常测量值见表2.2和图2.17。

• 从儿童时期起，所有眼外肌（直肌）的厚度开始增加，增长的最显著阶段是出生后的5～6个月。这种增长一直持续，直到大约60岁时开始下降。

• 可在冠状面测量下直肌和上直肌群，可在横断面或冠状面测量内直肌和外直肌，但在冠状面的测量值分别是横断面测量值的1.5倍和1.2倍。

表2.2 成年人眼外肌的正常测量值

眼外肌	最大层面厚度（mm）	最大层面面积（mm^2）
内直肌	3.5 ～ 4.2	27.9 ～ 30.3
外直肌	3.2 ～ 3.3	32.2 ～ 41.2
下直肌	4.2 ～ 4.8	28.0 ～ 33.6
眼上肌群 [a]	3.9 ～ 4.6	33.0 ～ 34.4

续表

眼外肌	最大层面厚度（mm）	最大层面面积（mm²）
上斜肌	-	13.8 ~ 19.0
下斜肌	1.5 ~ 2.8	21.6

[a]由于不能明确区分上直肌和上睑提肌，所以将二者一起测量。

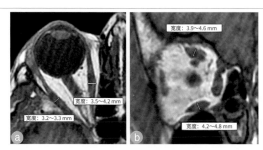

横断面（图a）和冠状面（图b）MR T₁WI显示水平和垂直方向上眼外肌的正常宽度。

图2.17　眼外肌

临床意义

　　男性眼外肌的平均厚度明显大于女性。眼外肌总体积并非固定不变的，实际情况是收缩时增大，而松弛时减小。由于眼外肌的粗细和附着位置在出生后有明显变化，因此在出生约6个月后行眼外肌手术常更安全。眼外肌增粗，尤其是下直肌、内直肌和上直肌增粗，可能是甲状腺相关性眼病的表现（图2.18）。由于颅神经支配的眼外肌一般不萎缩，所以异常变细的眼外肌可能是慢性进行性眼外肌麻痹的表现。其他可能导致眼外肌肥大的病变包括挫伤、感染和肿瘤。

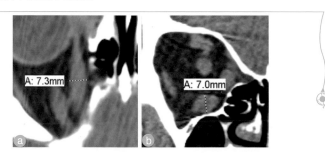

横断面（图a）和冠状面（图b）CT图像显示右侧内直肌及下直肌增粗。内直肌肌腹直径（A）：7.3 mm；下直肌肌腹直径（A）：7.0 mm。

图2.18　甲状腺相关性眼病

2.5　泪腺

• 泪腺可产生泪膜的液体部分，位于眼眶前外上方额骨的泪腺窝内。

• 泪腺分泌液被排入到管道系统，将液体输送到眼球表面。泪道系统的流出口位于眼的鼻侧，在此处，上眼睑和下眼睑上的小孔—泪点将液体引流到泪小管，再到泪囊、鼻泪管和鼻腔。

• 由于上睑提肌腱的压痕，泪腺呈双叶状，分为眼睑下方较小的睑结膜部分和眼眶内较大的部分。

• 泪腺的平均大小如下（图2.19）：

　　–横断面宽度为5 mm。

　　–横断面长度为15 mm。

　　–冠状面高度为20 mm。

• 成年人泪腺的平均体积为0.7 ~ 0.8 cm³。

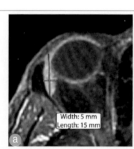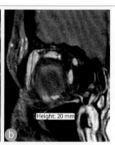

脂肪抑制增强后横断面（图a）和冠状面（图b）MR T_1WI显示正常泪腺的标准大小。Width：宽度；Length：长度；Height：高度。

图2.19　泪腺

临床意义

泪腺的体积和大小随着年龄的增大而减小，但性别或侧别间并没有显著差异。不同种族之间的泪腺测量值可能有差异。干燥综合征（Sjögren syndrome，SS）患者的泪腺可增大、正常或萎缩。快速脂肪沉积是干燥综合征累及泪腺的一个显著特征，可通过MRI检查判断。泪腺体积明显增大可见于甲状腺相关性眼病。泪腺弥漫性肿大也可见于结节病、眼眶炎性病变和肿瘤（如淋巴瘤）等（图2.20）。

2.6　眼上静脉

• 眼上静脉常源于上斜肌腱后4 ~ 5 mm的眶上静脉和角静脉

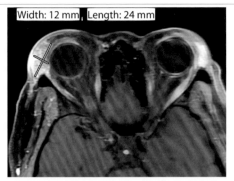

脂肪抑制后横断面增强MR T$_1$WI显示右侧泪腺呈不对称性、弥漫性增大。
Width：宽度；Length：长度。

图2.20　泪腺淋巴瘤

汇合处。

• 眼上静脉与眼下静脉汇合后穿过眶上裂。

• 眼上静脉常在眼动脉外侧走行，但左右侧外径不对称，在交叉点处的平均外径为1.6～1.7 mm（图2.21）。

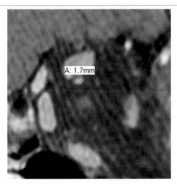
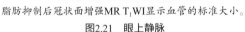

脂肪抑制后冠状面增强MR T$_1$WI显示血管的标准大小。

图2.21　眼上静脉

临床意义

　　眼上静脉增粗可见于颈动脉海绵窦瘘、动静脉畸形、血栓形成、外压性改变、甲状腺相关性眼病、眼眶假瘤、海绵窦后肿瘤、颅内压升高及气管插管（图2.22）。横断面CT图像显示眼上静脉直径≥2 mm提示可能为眼上静脉增粗，眼上静脉直径≥3 mm提示眼上静脉增粗的可能性较大，眼上静脉直径≥4 mm是眼上静脉增粗的明确诊断指征。

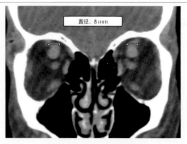

冠状面CT图像显示充血性心力衰竭和气管插管患者的双侧眼上静脉明显增粗。

图2.22　眼上静脉增粗

参考文献

（遵从原版图书著录格式）

Ankur G, Xin Z. Lacrimal gland development: from signaling interactions to regenerative medicine. Dev Dyn. 2017;246(12):970–980.

Bingham CM, Castro A, Realini T, Nguyen J, Hogg JP, Sivak-Callcott JA. Calculated CT volumes of lacrimal glands in normal Caucasian orbits. Ophthalmic Plast Reconstr Surg. 2013;29(3):157–159.

Bourlet P, Carrie D, Garcier JM, Dalens H, Chansolme D, Viallet JF, Boyer L. Study of the inferior oblique muscle of the eye by MRI. Surg Radiol Anat. 1998;20(2):119–121.

Bukhari AA, Basheer NA, Joharjy HI. Age, gender, and interracial variability of normal lacrimal gland volume using MRI. Ophthalmic Plast Reconstr Surg. 2014;30(5):388–391.

Carlow TJ, Depper MH, Orrison WW Jr. MR of extraocular muscles in chronic progressive external ophthalmoplegia. AJNR Am J Neuroradiol. 1998;19(1):95–99.

Clark RA, Demer JL. Changes in extraocular muscle volume during ocular duction. Invest Ophthalmol Vis Sci. 2016;57(3):1106–1111.

De Battista JC, Zimmer LA, Theodosopoulos PV, Froelich SC, Keller JT. Anatomy of the inferior orbital fissure: implications for endoscopic cranial base surgery. J Neurol Surg B Skull Base. 2012;73(2):132–138.

Elhadi AM, Zaidi HA, Yagmurlu K, Ahmed S, Rhoton AL Jr, Nakaji P, Preul MC, Little AS. Infraorbital nerve: a surgically relevant landmark for the pterygopalatine fossa, cavernous sinus, and anterolateral skull base in endoscopic transmaxillary approaches. J Neurosurg.

2016;125(6):1460–1468.

Erdogan B, Alper Y, Bahar Y, Hasmet Y, Gulen D. Evaluation of lacrimal gland dimensions and volume in Turkish population with computed tomography. J Clin Diagn Res. 2016;10(2):TC06–TC08.

Hallinan JT, Pillay P, Koh LH, Goh KY, Yu WY. Eye globe abnormalities on MR and CT in adults: an anatomical approach. Korean J Radiol. 2016;17(5):664–673.

Hashemi H, Khabazkhoob M, Miraftab M, Emamian MH, Shariati M, Abdolahinia T, Fotouhi A. The distribution of axial length, anterior cham- ber depth, lens thickness, and vitreous chamber depth in an adult popula- tion of Shahroud, Iran. BMC Ophthalmol. 2012;12:50.

Hashemi H, Jafarzadehpur E, Ghaderi S, Yekta A, Ostadimoghaddam H, Norouzirad R, Khabazkhoob M. Ocular components during the ages of ocular development. Acta Ophthalmol. 2015;93(1):e74–e81.

Huanmanop T, Agthong S, Chentanez V. Surgical anatomy of fissures and foramina in the orbits of Thai adults. J Med Assoc Thail. 2007;90(11):2383–2391.

Hyoun-Do H, Ji-Hye K, Seong-Jae K, Ji-Myong Y, Seong-Wook S. The change of lacrimal gland volume in Korean patients with thyroid-associated ophthalmopathy. Korean J Ophthalmol. 2016;30(5):319–325.

Izumi M, Eguchi K, Uetani M, Nakamura H, Takagi Y, Hayashi K, et al. MR features of the lacrimal gland in Sjögren's syndrome. Am J Roentgenol. 1998;170:1661–1666.

Karakaş P, Bozkir MG, Oguz O. Morphometric measurements from various reference points in the orbit of male Caucasians. Surg Radiol Anat. 2003;24(6):358–362.

Karim S, Clark RA, Poukens V, Demer JL. Demonstration of systematic variation in human intraorbital optic nerve size by quantitative magnetic resonance imaging and histology. Invest Ophthalmol Vis Sci. 2004;45(4):1047–1051.

Kashiwagi K, Okubo T, Tsukahara S. Association of magnetic resonance imaging of anterior optic pathway with glaucomatous visual field damage and optic disc cupping. J Glaucoma. 2004;13(3):189–195.

Laestadius ND, Aase JM, Smith DW. Normal inner canthal and outer orbital dimensions. J Pediatr. 1969;74(3):465–468.

Lee JS, Lim DW, Lee SH, Oum BS, Kim HJ, Lee HJ. Normative measurements of Korean orbital structures revealed by computerized tomography. Acta Ophthalmol Scand. 2001;79(2):197–200.

Lee H, Lee Y, Ha S, Park M, Baek S. Measurement of width and distance of the posterior border of the deep lateral orbital wall using computed tomography. J Craniomaxillofac Surg. 2011;39(8):606–609.

Lee JS, Lee H, Kim JW, Chang M, Park M, Baek S. Computed tomographic dimensions of the lacrimal gland in healthy orbits. J Craniofac Surg. 2013;24(3):712–715.

Lefebvre DR, Yoon MK. CT-based measurements of the sphenoid trigone in different sex and race. Ophthalmic Plast Reconstr Surg. 2015;31(2):155–158.

Lenhart PD, Desai NK, Bruce BB, Hutchinson AK, Lambert SR. The role of magnetic resonance imaging in diagnosing optic nerve hypoplasia. Am J Ophthalmol. 2014;158(6):1164–1171.e2.

Lerdlum S, Boonsirikamchai P, Setsakol E. Normal measurements of extraocular muscle using computed tomography. J Med Assoc Thail. 2007;90(2):307–312.

Lirng JF, Fuh JL, Wu ZA, Lu SR, Wang SJ. Diameter of the superior ophthal- mic vein in relation to intracranial pressure. AJNR Am J Neuroradiol. 2003;24(4):700–703.

Mafee MF, Pruzansky S, Corrales MM, Phatak MG, Valvassori GE, Dobben GD, Capek V. CT in the evaluation of the orbit and the bony interorbital distance. AJNR Am J Neuroradiol. 1986;7(2):265–269.

Maresky HS, Ben Ely A, Bartischovsky T, Coret-Simon J, MoradY, Rozowsky S, Klar M, Negieva S, Bekerman I, Tal S. MRI measurements of the normal pediatric optic nerve pathway. J Clin Neurosci. 2018;48:209–213.

Nam Y, Bahk S, Eo S. Anatomical study of the infraorbital nerve and surrounding structures for the surgery of orbital floor fractures. J Craniofac Surg. 2017;28(4):1099–1104.

Nguyen DC, Farber SJ, Um GT, Skolnick GB, Woo AS, Patel KB. Anatomical study of the intraosseous pathway of the infraorbital nerve. J Craniofac Surg. 2016;27(4):1094–1097.

Nugent RA, Belkin RI, Neigel JM, Rootman J, Robertson WD, Spinelli J, Graeb DA. Graves orbitopathy: correlation of CT and clinical findings.

Radiology. 1990;177(3):675–682.

Ozgen A, Ariyurek M. Normative measurements of orbital structures using CT. AJR Am J Roentgenol. 1998;170(4):1093–1096.

Ozgen A, Aydingöz U. Normative measurements of orbital structures using MRI. J Comput Assist Tomogr. 2000;24(3):493–496.

Pool GM, Didier RA, Bardo D, Selden NR, Kuang AA. Computed tomography-generated anthropometric measurements of orbital relationships in normal infants and children. J Neurosurg Pediatr. 2016;18(2):201–206.

Saccà S, Polizzi A, Macrì A, Patrone G, Rolando M. Echographic study of extraocular muscle thickness in children and adults. Eye (Lond). 2000;14(5):765–769.

Shofty B, Ben-Sira L, Constantini S, Freedman S, Kesler A. Optic nerve sheath diameter on MR imaging: establishment of norms and comparison of pediatric patients with idiopathic intracranial hypertension with healthy controls. AJNR Am J Neuroradiol. 2012;33(2):366–369.

Suh JD, Kuan EC, Thompson CF, Scawn RL, Feinstein AJ, Barham HP, Kingdom TT, Ramakrishnan VR. Using fixed anatomical landmarks to avoid medial rectus injury: a radiographic analysis in patients with and without Graves' disease. Am J Otolaryngol. 2016;37(4):334–338.

Swan KC, Wilkins JH. Extraocular muscle surgery in early infancy—anatomical factors. J Pediatr Ophthalmol Strabismus. 1984;21(2):44–49.

Tanitame K, Sone T, Miyoshi T, Tanitame N, Otani K, Akiyama Y, Takasu M, Date S, Kiuchi Y, Awai K. Ocular volumetry using fast high-resolution MRI during visual fixation. AJNR Am J Neuroradiol. 2013;34(4):870–876.

Tian S, Nishida Y, Isberg B, Lennerstrand G. MRI measurements of normal extraocular muscles and other orbital structures. Graefes Arch Clin ExpOphthalmol. 2000;238(5):393–404.

Tsutsumi S, Nakamura M, Tabuchi T, Yasumoto Y. The superior ophthalmic vein: delineation with high-resolution magnetic resonance imaging. Surg Radiol Anat. 2015;37(1):75–80.

Turvey TA, Golden BA. Orbital anatomy for the surgeon. Oral Maxillofac Surg Clin North Am. 2012;24(4):525–536.

Vaiman M, Abuita R, Bekerman I. Optic nerve sheath diameters in

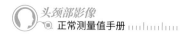
healthy adults measured by computer tomography. Int J Ophthalmol. 2015;8(6):1240–1244.

Watcharakorn A, Ngamsirisuk S. Normal measurements of size of optic nerve sheath complex using computed tomography. J Med Assoc Thail. 2014;97(Suppl 8):S22–S26.

Weissman JL, Beatty RL, Hirsch WL, Curtin HD. Enlarged anterior chamber: CT finding of a ruptured globe. AJNR Am J Neuroradiol. 1995;16(4 Suppl):936–938.

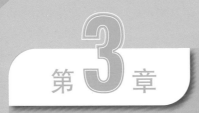

第3章

颞骨结构的影像学正常测量值

Daniel Thomas Ginat and Michael B. Gluth

3.1 外耳道

- 外耳道是从耳廓到鼓膜略微弯曲的通道。
- 外耳道外侧1/3由软骨组成，内侧2/3由骨组成。
- 成年人的外耳道从耳廓到鼓膜长度为22~25 mm（图3.1）。
- 外耳道的平均高度为9~10 mm，平均宽度为6~7 mm（图3.2）。
- 鼓膜以45°~60°的角度终止外耳道，鼓膜后面呈钝角，鼓室前沟呈锐角，因此外耳道后壁比前壁约短6 mm。
- 外耳道下面为颞下颌关节囊，外耳道前壁局部凸入外耳道腔内几毫米。

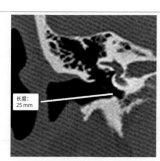
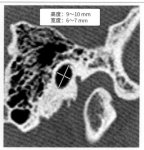

冠状面CT图像。　　　　　　矢状位CT图像。

图3.1　正常外耳道长度　　图3.2　正常外耳道大小

临床意义

- 先天性外耳道闭锁可伴外耳道狭窄，外耳道可有狭窄的残余腔，也可完全被软组织填充（图3.3）。
- 外耳道成形术可拓宽外耳道（图3.4）。

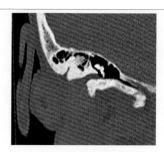

冠状面CT图像。

图3.3　外耳道闭锁患者的骨性外耳道狭窄，其内填充软组织

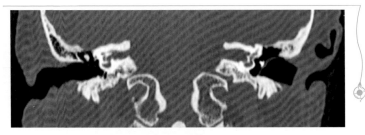

冠状面CT图像。

图3.4　左侧外耳道成形术和听骨链重建术后外耳道增宽

3.2　中耳腔

• 中耳腔是位于颞骨岩部的一个充满空气的腔隙，内有听骨链，外侧壁为鼓膜，内侧壁为耳蜗岬，上壁为鼓室盖，后壁为乳突壁，下壁为颈静脉球壁和下鼓室气房。

• 中耳腔的平均体积为（5.2 ± 3.1）mm^3（范围为$0.6 \sim 13.4\ mm^3$）。

• 中耳腔分为下列腔室：

–中鼓室紧邻鼓膜深部。

–上鼓室位于鼓膜松弛部和鼓室盾板深部的上方，听骨链头部和鼓索位于该区。

–后鼓室位于鼓环深部的后面，锥隆起和鼓室窦位于此区。

–前鼓室位于鼓环深部的前方，颈动脉管及咽鼓管开口位于此区。

–下鼓室位于鼓环深部的下方，颈静脉球和下鼓室耳蜗下气房位于此区。

• 面神经和鼓索神经之间的间隙称为面隐窝，气化变异程度大，但该间隙常是一个由骨质填充的手术潜在腔隙。面隐窝呈三角形，上部最宽，最大宽度为$2 \sim 3\ mm$。面隐窝是经乳突切除术进入中耳腔的常用路径。

• 与手术切除胆脂瘤密切相关的潜在的中耳重要区域包括：

–上鼓室前隐窝（鼓室管上隐窝）是与上鼓室前部相延续的间隙，位于锤骨头和槌头（源于鼓室盖突起的胚胎残余骨嵴，将上鼓室后部与前部分开）的前面，也是鼓膜张肌和鼓室管的上方。上鼓室前隐窝常是单个气房，但也可发生变异，由多个气房组成。宽度为$3\ mm$，范围为$1 \sim 7\ mm$（图3.5）。

–后鼓室包括面隐窝和位于面神经近段内侧的鼓室窦。根

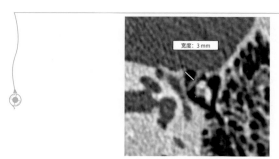

横断面CT图像。

图3.5 位于榫头前方的正常上鼓室隐窝的宽度

据鼓室窦相对于邻近面神经的深度，将其分为不同亚型：

A型较浅，在面神经内侧局限性延伸。

B型最常见，在面神经内侧延伸达到整个面神经宽度。

C型向后延伸并超过面神经宽度，常与乳突气房相通（图3.6）。

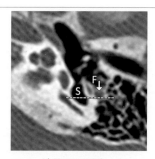

横断面CT图像。

图3.6 较深的C型鼓室窦（S）延伸至面神经乳突段（箭头）的后面，在面神经外侧可见气化的面隐窝（F）

临床意义

• 中耳发育不良合并中耳腔体积减小可见于儿童中耳炎或先天性外耳道闭锁（图3.7）。如果中耳腔容积较小，与鼓膜穿孔相关的听力下降程度就会更严重，因此中耳腔容积小具有重要的声学意义。

• 鼓室窦深度会影响胆脂瘤手术方式的选择。例如，对于较浅的隐窝，可经外耳道入路；而对于较深的隐窝（C型），则需要经乳突面神经后入路。

• 上鼓室前隐窝是胆脂瘤累及的重要部位，手术难以清除。

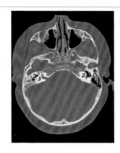

横断面CT图像。

图3.7
右侧外耳道闭锁患者的右侧鼓室腔相对较小，同时伴有听小骨发育不良和乳突气房气化不良

3.3　鼓膜

• 正常鼓膜厚度为亚毫米（平均为70 μm），呈浅锥形，在CT图像上通常只能隐约可见。

• 鼓膜直径为8～10 mm，表面积为55～90 mm^2，平均值为65 mm^2。

• 鼓膜分为两个部分：紧张部和松弛部。

• 紧张部的外周缘起源于纤维环，向外周嵌入称为鼓环的鼓骨沟中。紧张部的放射状胶原纤维轻微弯曲，延伸至附着在锤骨柄的紧张部中央，位于鼓环内侧1～2 mm处。锤骨附着处从鼓膜中央隆起延伸到上外侧突。

• 松弛部（希拉普内耳膜）是鼓膜的一个小的三角形区域，位于锤骨短突上方、锤骨颈外侧，延伸到鼓室切迹（Rivinus切迹），平均表面积为3 mm^2。

临床意义

• 松弛部是获得性胆脂瘤发生的最常见部位，该区域增厚或下方有软组织影，则应考虑有胆脂瘤的可能性（图3.8）。

• 如果CT图像可清晰显示紧张部，提示其可能为病理性增厚，如鼓膜硬化症或术后改变（图3.9和图3.10）。

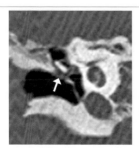

冠状面CT图像。

图3.8
松弛部胆脂瘤形成的Prussak间隙高密度影（箭头），伴有鼓室盾板侵蚀

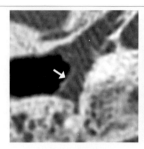 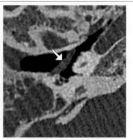

横断面CT图像。　　　　　　　　横断面CT图像。

图3.9　鼓膜硬化症导致的鼓膜增厚和钙化（箭头），中耳鼓室内也可见高密度影

图3.10　鼓室成形术的软骨移植物（箭头）

3.4　听骨链

锤骨：锤骨由头、颈、前突、外侧突和柄组成。

• 锤骨的平均大小如下（图3.11）：

　－总长度为7.8 mm。

　－柄长度为4.7 mm。

　－锤骨头和颈长度为4.9 mm。

• 耳蜗岬与锤骨柄之间的平均距离为1.7 mm；然而，锤骨可以围绕在以锤骨颈附近前突处和向前突出的锤前韧带产生的支点旋转，锤前韧带附着在前/鼓环上缘。由于存在潜在的旋转，锤骨柄的突起和耳蜗岬之间的距离会随着时间的变化而变化，这取决于中耳的压力平衡状态（图3.12）。

砧骨：砧骨由体、短突、长突和豆状突组成。砧骨的平均大小如下（图3.13）：

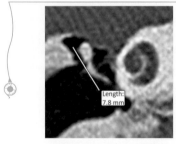 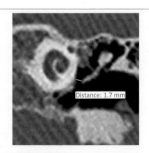

冠状面CT图像。Length：长度。

冠状面CT图像。Distance：距离。

图3.11　锤骨的正常长度

图3.12　锤骨柄和耳蜗岬之间的正常距离

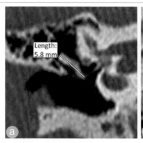
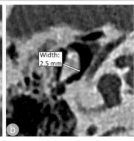

冠状面（图a）和横断面（图b）CT图像。Length：长度；Width：宽度。

图3.13　砧骨的正常长度和宽度

- 总长度为5.8 mm。
- 最大宽度为2.5 mm。
- 长突直径为0.6 mm。

镫骨：镫骨由头、前脚和后脚及附着在椭圆窗上的底板组成。镫骨的平均大小如下（图3.14）：

- 镫骨的平均高度为3.3 mm（95%置信区间为3.3～3.4 mm）。
- 底板的平均长度为2.7 mm（95%置信区间为2.7～2.8 mm）。
- 底板的平均宽度为1.1 mm（95%置信区间为0.9～1.3 mm）。
- 相对于外半规管平面，镫骨横断面平面向上、向外（44°）和向前（12°）。
- 后脚常比前脚稍厚。
- 双侧镫骨的大小常是对称的。
- 砧镫角平均为82°，范围为66°～96°（图3.15）。

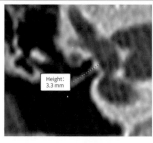
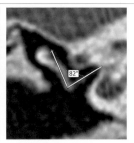

冠状面CT图像。Height：高度。
译者注：图中标注的Height（高度）应该改为Length（长度）。

冠状面CT图像。

图3.14　正常镫骨的长度　　　图3.15　正常砧镫角

临床意义

• 听小骨可因发育畸形、炎症和肿瘤而缩短（图3.16）。

• 在横断面上测量镫骨底板的厚度为0.7 mm时，就可考虑为异常，可由耳硬化症、慢性中耳炎和畸形引起（图3.17）。

• 先天性听小骨畸形患者的耳蜗岬到锤骨柄的距离可增大。

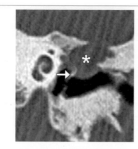

冠状面CT图像。

图3.16　由胆脂瘤（*）侵蚀导致听小骨缩短（箭头）

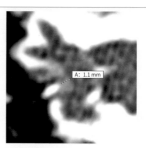

冠状面CT图像。镫骨底板厚度（A）：1.1 mm。

图3.17　使用镫骨植入治疗的耳硬化症患者的镫骨底板增厚伴周围骨质异常

3.5　乳突气房

• 乳突在正常情况下应该气化，是一个相连的气房复合体（图3.18）。

• 出生时，乳突窦已发育并气化；出生后第一年，乳突的长度和宽度增加0.6 ~ 0.9 cm，深度增加0.4 cm；随后增长速度减半，一直到7岁；青春期的生长速度较慢，最后达到成年人乳突大小。

• 成年人乳突气房形成气腔的平均体积约为8 cm³，范围为4 ~ 14 cm³。

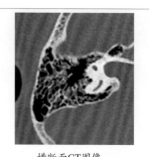

横断面CT图像。

图3.18　儿童右侧正常气化的乳突气房

• 一块称为Korner隔（岩鳞隔）的骨板将乳突鳞部（浅表层）与岩部（深部）分开。在某些情况下，某一部分乳突的气化程度可能与另一部分不同。

临床意义

• 颞骨气化不良可能是由儿童发育期间鼓室乳突通气障碍和（或）感染引起的。

• 位于乳突尖区域和邻近乙状窦后下部密度增高的孤立气房影，可能是骨髓影形成的正常变异。

• 颞骨硬化型乳突常伴慢性中耳炎，可能还伴有胆脂瘤，尤其是累及上鼓室的胆脂瘤（图3.19）。

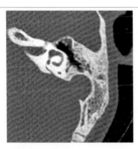

横断面CT图像显示左侧颞骨乳突部及鳞部明显气化不良，但乳突窦周围仍有一定程度的岩部和乳突气房形成。

图3.19　曾患有中耳炎的儿童

3.6　面神经管

• 颞骨内面神经由迷路段、鼓室段和乳突段组成。

• 颞骨内面神经管远段呈轻度渐进性增宽（图3.20）。

• 在约70%的正常受检者中，乳突段远端在靠近骨性外耳道后下方的鼓环下方平面的外侧走行。

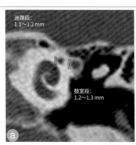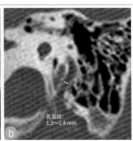

冠状面CT图像。

图3.20　面神经管迷路段、鼓室段和乳突段的正常直径，其管径呈渐进性增宽

• 面神经管骨质缺损最常发生在鼓室段，20%～30%正常人的CT图像可有此表现。

• 面神经管的平均正常短轴直径如下：

  – 迷路段为1.1～1.2 mm，标准差为0.3 mm。

  – 鼓室段为1.2～1.3 mm，标准差为0.2 mm。

  – 乳突段为1.3～1.4 mm，标准差为0.2 mm。

• 面神经管迷路段、鼓室段和乳突段左右不对称性的95%置信区间上限分别为0.25 mm、0.21 mm和0.15 mm。

临床意义

• 判断面神经管是否正常，其直径对称较实际直径更有意义，面神经管扩大可由肿瘤（如神经鞘瘤）引起（图3.21）。

• 面神经管骨质缺损常见于鼓室段，在中耳手术时面神经损伤的风险较高。

• 由于面神经乳突段远端走行于鼓环的外侧，因此在后–下外耳道手术时常有损伤的风险。

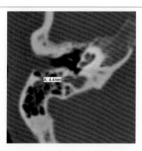

横断面CT图像。面神经管乳突段横径（A）：4.4 mm。

图3.21　肿瘤导致右侧面神经管乳突段增宽

3.7　耳蜗

• 耳蜗是颞骨岩部内螺旋形的内耳结构，约2.5圈。

• 出生时，耳蜗就已完全发育并达到成年人大小。

• 耳蜗的平均大小如下（图3.22）：

  – 耳蜗长度为9.1 mm。

  – 耳蜗高度为5.1 mm。

  – 耳蜗基底圈直径为1.5～2.7 mm。

• 从生后1月龄到成年，耳蜗高度都没有变化，男性的测量值略高于女性。

• 圆窗的径线大小如下（图3.23）：

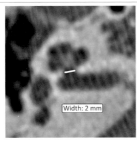

横断面CT图像。Width：　横断面CT图像。Length：长
宽度。　度；Width：宽度。

图3.22　正常蜗孔的宽度　　图3.23　耳蜗的平均大小

–直径为2.0 mm。

–面积为2.1 ~ 2.3 mm^2。

• 蜗神经管（蜗孔、骨性蜗神经管或耳蜗窝）是内耳道和蜗轴之间蜗神经的通道。

• 蜗神经管的平均直径约2 mm（图3.24）。

• 在横断面图像上，如果蜗孔的宽度小于1.4 mm，则可考虑为异常狭窄；如果其宽度大于3.0 mm，则可考虑为异常增宽。

• 蜗水管是穿过岩骨的漏斗形通道，内含从鼓阶到蛛网膜下隙的外淋巴管，平均大小如下（图3.25）：

–蜗水管长度为12.6 mm。

–蜗水管内侧宽度为3.9 mm。

临床意义

• 蜗孔狭窄常伴蜗神经发育不良引起的感音神经性听力下降，蜗神经发育不良在MRI上显示最佳（图3.26）。

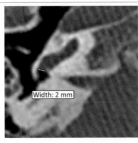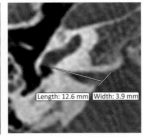

横断面CT图像。Width：　横断面CT图像。Length：长
宽度。　度；Width：宽度。

图3.24　圆窗的平均宽度　图3.25　蜗水管的平均大小

• 高度小于4.4 mm的耳蜗发育不全对感音神经性听力下降的阳性预测值为100%（图3.27）。

• 耳蜗大小的可变性对选择人工耳蜗植入电极的最佳长度有意义。

• 植入深度为270°的耳蜗电极长度可用以下公式来确定，耳蜗基底圈（D）直径在CT的最小密度投影图像上测量，方法详见图3.28。

$$人工耳蜗电极长度＝2.62 \times D \times \log(1+270/235)$$

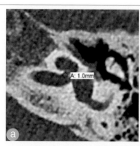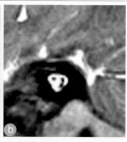

蜗孔宽度（A）：1.0 mm。

图3.26　横断面CT图像（图a）显示蜗孔狭窄，斜矢状面T₂WI（图b）显示蜗神经发育不良

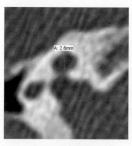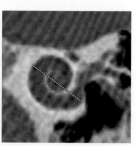

横断面CT图像。　　　　CT最小密度投影图像。

图3.27　鳃裂-耳-肾综合征患者的耳蜗发育不全

图3.28　耳蜗基底圈直径（虚线），确定人工耳蜗植入电极插入的长度

3.8　前庭

• 前庭是位于耳蜗后上方的卵圆形结构，与半规管相连。

• 横断面上前庭的测量值如下（图3.29）：

　–长度为（5.9±0.3）mm，范围为（5.2~6.6）mm。

　–宽度为（2.5±0.4）mm，范围为（1.8~3.2）mm。

　–面积为（14.0±1.7）mm²，范围为（10.6~17.3）mm²。

- 冠状面上前庭的测量值如下（图3.30）：

 - 长度为（5.1±0.3）mm，范围为（4.4~5.7）mm。

 - 宽度为（2.4±0.2）mm，范围为（2.0~2.8）mm。

 - 面积为（11.3±1.3）mm^2，范围为（8.7~13.9）mm^2。

- 卵圆窗是前庭外侧面的一个开口，约53%的卵圆窗呈椭圆形，但也可呈其他形状，如肾形、D形、矩形和梯形。

- 卵圆窗的平均高度和宽度分别为（1.3±0.3）mm和（2.7±0.4）mm（图3.31）。

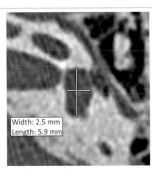

横断面CT图像。Width：宽度；Length：长度。

图3.29 正常前庭的大小

冠状面CT图像。Width：宽度；Length：长度。

图3.30 正常前庭的大小

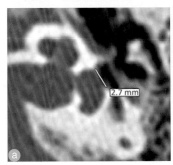
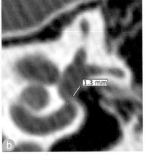

a.横断面CT图像；b.冠状面CT图像。

图3.31 正常卵圆窗的大小

临床意义

- 卵圆窗闭锁可伴有面神经、镫骨异常及中耳腔狭小（图3.32）。

- 卵圆窗高度的测量值是耳硬化症手术较关注的。在经镫骨底板入路的手术中，卵圆窗狭窄为手术困难的高风险因素。

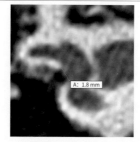

冠状面CT图像显示外耳道闭锁患者的卵圆窗狭窄和明显的中耳气化不良，伴有镫骨缺如和面神经管移位（图示卵圆窗高度约1.8 mm）。

图3.32　卵圆窗闭锁

3.9　前庭水管

• 前庭水管起自前庭内壁，延伸至岩骨后表面。

• 前庭水管的远端转向下方，呈三角形，尖位于峡部，底（孔）突入颅后窝。

• 45°斜矢状面图像显示前庭水管的断面，管腔中点的正常平均宽度为0.5 mm，范围为0.3～0.9 mm（图3.33）。

• 根据Valvassori标准，在横断面上，如果前庭水管中点处管腔的宽度为1.5 mm或1.5 mm以上，则考虑前庭水管扩大。而Cincinnati标准则认为中点处管腔宽度大于0.9 mm或外口宽度大于1.9 mm为前庭水管扩大（图3.34）。

• 前庭水管宽度的测量是在横断面图像上从前庭水管后壁中点处画垂线，外口宽度的测量是从后壁外口处画垂线。

临床意义

• 在45°斜矢状面重建图像上，诊断前庭水管扩大的推荐标准：管腔中点宽度≥1.2 mm和外口宽度≥1.3 mm（图3.35）。

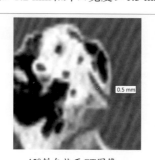

45°斜矢状面CT图像。

图3.33　正常前庭水管的宽度

• Cincinnati标准在诊断前庭水管扩大综合征方面较Valvassori标准更敏感。

• 扩大的前庭水管宽度是邻近后半规管宽度的2倍。

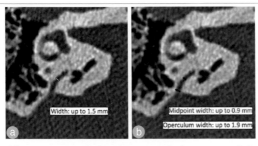

横断面CT图像。a.Valvassori标准；b.Cincinnati标准。Width：宽度；Midpoint width：中点宽度；Operculum width：外口宽度；up to：上限。

图3.34　前庭水管宽度的上限

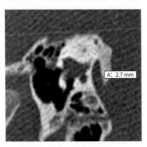

斜矢状面CT图像。前庭水管宽度（A）：2.7 mm。

图3.35　不完全分隔 Ⅱ 型患者的前庭水管扩大

3.10　半规管

• 半规管能够感知角加速度，由互相垂直的外半规管（水平半规管）、上半规管（前半规管）和后半规管组成，总脚为上半规管和后半规管共用。

• 半规管的断面呈类卵圆形，壶腹远端的正常平均宽度为1.2 mm×1.4 mm（图3.36）。

• 冠状面上，90%的正常人上半规管上方的骨质厚度在0.4 mm或0.4 mm以上，平均为1.3 mm（图3.37）。

• 正常外半规管骨岛的平均宽度为3.7 mm（范围为2.6～4.8 mm）（图3.38）。

临床意义

• 上半规管上方的骨质缺损可导致上半规管裂（图3.39）。

• 外半规管发育不良伴小骨岛可为单发病变，或是唐氏综合征的表现之一，还可伴有听觉过敏（图3.40）。

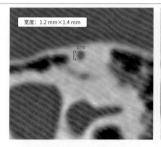

冠状面CT图像。

图3.36 正常半规管断面的宽度

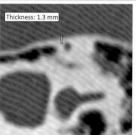

冠状面CT图像。Thickness：厚度。

图3.37 上半规管上方的正常骨质厚度

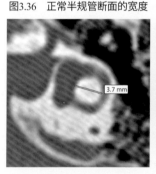

横断面CT图像。

图3.38 正常半规管的骨岛宽度

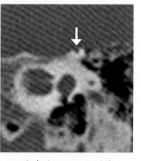

CT重建的Stenver位图像。

图3.39 上半规管裂（箭头）

横断面CT图像。

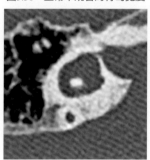

图3.40
小骨岛伴外半规管前后脚均扩张

3.11 内耳道

• 内耳道自岩锥的后内侧面延伸至内耳道底的筛板，筛板是内耳道的外壁，将内耳道与前庭分开。

• 内耳道内有蜗神经、前庭神经、面神经、中间神经和迷路动脉穿过。

• 正常内耳道的宽度范围为 2 ~ 12 mm，平均宽度为 5 ~ 6 mm，长度为 15 ~ 20 mm（图 3.41）。

• 尽管个体之间的内耳道大小差异可能很大，但同一个人的双侧内耳道大小基本相同或相差不超过 1 mm。

• 内耳道内的颅神经在斜矢状面高分辨率 MR T$_2$WI 中显示最佳（图 3.42）。

• 蜗神经断面常比面神经大，蜗神经和面神经的最大直径分别为 1.1 mm 和 1.0 mm。

• 前庭上、下神经分支在断面图像上常不能分开。

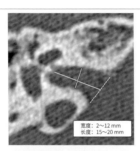
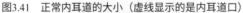

宽度：2~12 mm
长度：15~20 mm

横断面 CT 图像。

图 3.41 正常内耳道的大小（虚线显示的是内耳道口）

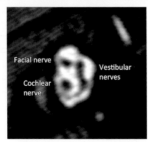

Facial nerve
Cochlear nerve
Vestibular nerves

斜矢状面 MR T$_2$WI 显示蜗神经比面神经粗，这两种神经的断面为卵圆形。前庭上、下神经分支不能分开。Facial nerve：面神经；Cochlear nerve：蜗神经；Vestibular nerves：前庭神经。

图 3.42 内耳道内的颅神经

临床意义

• 内耳道增宽的原因包括神经纤维瘤病 2 型的硬脑膜扩张、X 连锁遗传性耳聋伴镫骨底板外淋巴"井喷"和肿瘤（图 3.43）。

• 内耳道前下方的憩室可能是正常变异，但也可能与原因不

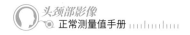

明的感音神经性耳聋或耳硬化症有关。

• 先天性内耳道狭窄可伴前庭蜗神经发育不良（图3.44）。

• 获得性内耳道狭窄可由骨瘤、脑膜瘤、纤维发育不良、Paget病、石骨症、进行性骨干发育不全和其他更少见的骨发育不良引起。

3.12　茎突

• 茎突是颞骨下方的骨性突起，其上附着了数条肌肉。

• 茎突的正常平均长度为25 ~ 30 mm，范围为15 ~ 48 mm（图3.45）。

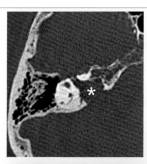

横断面CT图像。
*：内听道。

图3.43
肿瘤导致的右侧内耳道不规则增宽

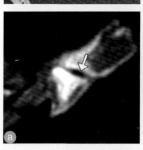
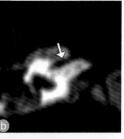

a.横断面CT图像；b.冠状面CT图像。

图3.44　共腔畸形患者的内耳道狭窄（箭头），其内仅有面神经穿过

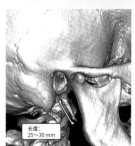

三维CT图像。

图3.45
显示正常的茎突

临床意义

茎突过长可引起颈部疼痛和吞咽困难，为茎突综合征的部分表现（图3.46）。

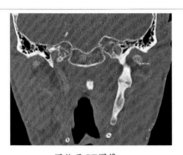

冠状面CT图像。

图3.46 茎突综合征患者的左侧茎突过长、增粗

参考文献

（遵从原版图书著录格式）

Ahn JY, Park HJ, Park GH, Jeong YS, Kwak HB, Lee YJ, Shin JE, Moon WJ. Tympanometry and CT measurement of middle ear volumes in patients with unilateral chronic otitis media. Clin Exp Otorhinolaryngol. 2008;1(3):139-142.

Alicandri-Ciufelli M, Fermi M, Bonali M, et al. Facial sinus endoscopic evaluation, radiologic assessment, and classification. Laryngoscope. 2018;128(10):2397-402.

Badhey A, Jategaonkar A, Anglin Kovacs AJ, et al. Eagle syndrome: a comprehensive review. Clin Neurol Neurosurg. 2017;159:34-38.

Calligas JP, Todd NW Jr. Microcomputed tomography of the stapes: wide-ranging dimensions. Ear Nose Throat J. 2018;97(4-5):116-121.

Cinamon U. The growth rate and size of the mastoid air cell system and mastoid bone: a review and reference. Eur Arch Otorhinolaryngol. 2009;266(6):781-786.

El-Badry MM, Osman NM, Mohamed HM, Rafaat FM. Evaluation of the radiological criteria to diagnose large vestibular aqueduct syndrome. Int J Pediatr Otorhinolaryngol. 2016;81:84-91.

Erkoç MF, Imamoglu H, Okur A, Gümüş C, Dogan M. Normative size evaluation of internal auditory canal with magnetic resonance imaging: review of 3786 patients. Folia Morphol (Warsz). 2012;71(4):217-220.

Fatterpekar GM, Mukherji SK, Lin Y, Alley JG, Stone JA, Castillo M. Normal canals at the fundus of the internal auditory canal: CT evaluation. J Comput Assist Tomogr. 1999;23(5):776-780.

Jacob R, Gupta S, Isaacson B, Kutz JW Jr, Roland P, Xi Y, Booth TN. High-resolution CT findings in children with a normal pinna or grade I microtia and unilateral mild stenosis of the external auditory canal. AJNR Am J Neuroradiol. 2015;36(1):176-180.

Jaryszak EM, Patel NA, Camp M, Mancuso AA, Antonelli PJ. Cochlear nerve diameter in normal hearing ears using high-resolution magnetic resonance imaging. Laryngoscope. 2009;119(10):2042-2045.

Juliano AF, Ginat DT, Moonis G. Imaging review of the temporal bone: part I. Anatomy and inflammatory and neoplastic processes. Radiology. 2013;269(1):17-33.

Juliano AF, Ginat DT, Moonis G. Imaging review of the temporal bone: part II. Traumatic, postoperative, and noninflammatory nonneoplastic conditions. Radiology. 2015;276(3):655-672.

Juliano AF, Ting EY, Mingkwansook V, Hamberg LM, Curtin HD. Vestibular-aqueduct measurements in the 45° oblique (Pöschl) plane. AJNR Am J Neuroradiol. 2016;37(7):1331-1337.

Kang WS, Hyun SM, Lim HK, Shim BS, Cho JH, Lee KS. Normative diameters and effects of aging on the cochlear and facial nerves in normal-hearing Korean ears using 3.0-tesla magnetic resonance imaging. Laryngoscope. 2012;122(5):1109-1114.

Koç A, Ekinci G, Bilgili AM, Akpinar IN, Yakut H, Han T. Evaluation of the mastoid air cell system by high resolution computed tomography: three-dimensional multiplanar volume rendering technique. J Laryngol Otol.2003;117(8):595-598.

Kono T. Computed tomographic features of the bony canal of the cochlear nerve in pediatric patients with unilateral sensorineural hearing loss. Radiat Med. 2008;26(3):115-119.

Krombach GA, van den Boom M, Di Martino E, et al. Computed tomography of the inner ear: size of anatomical structures in the normal temporal bone and in the temporal bone of patients with Menière's disease. Eur Radiol. 2005;15(8):1505-1513.

Lee DH, Jun BC, Kim DG, Jung MK, Yeo SW. Volume variation of mastoid pneumatization in different age groups: a study by three-dimensional reconstruction based on computed tomography images. Surg Radiol Anat. 2005;27(1):37-42.

Lou J, Gong WX, Wang GB. Cochlear nerve diameters on multipoint measurements and effects of aging in normal-hearing children using 3.0-T magnetic resonance imaging. Int J Pediatr Otorhinolaryngol. 2015;79(7):1077-1080.

Marchioni D, Valerini S, Mattioli F, Alicandri-Ciufelli M, Presutti L. Radiological assessment of the sinus tympani: temporal bone HRCT analyses and surgically related findings. Surg Radiol Anat. 2015;37(4):385-392.

Miyasaka M, Nosaka S, Morimoto N, Taiji H, Masaki H. CT and MR imaging for pediatric cochlear implantation: emphasis on the relationship between the cochlear nerve canal and the cochlear nerve. Pediatr Radiol. 2010;40(9):1509-1516.

Mori MC, Chang KW. CT analysis demonstrates that cochlear height does not change with age. AJNR Am J Neuroradiol. 2012;33(1):119-123.

Noussios G, Chouridis P, Kostretzis L, Natsis K. Morphological and morphometrical study of the human ossicular Chain: a review of the literature and a meta-analysis of experience over 50 years. J Clin Med Res. 2016;8(2):76-83.

Park JH, Kang SI, Choi HS, Lee SY, Kim JS, Koo JW. Thickness of the bony otic capsule: etiopathogenetic perspectives on superior canal dehiscence syndrome. Audiol Neurootol. 2015;20(4):243-250.

Pelliccia P, Venail F, Bonafé A, et al. Cochlea size variability and implications in clinical practice. Acta Otorhinolaryngol Ital. 2014;34(1):42-49.

Petrus LV, Lo WW. The anterior epitympanic recess: CT anatomy and pathology. AJNR Am J Neuroradiol. 1997;18(6):1109-1114.

Pippin KJ, Muelleman TJ, Hill J, Leever J, Staecker H, Ledbetter LN. Prevalence of internal auditory canal diverticulum and its association with hearing loss and otosclerosis. Am J Neuroradiol. 2017;38(11):2167-2171.

Prasad KC, Kamath MP, Reddy KJ, Raju K, Agarwal S. Elongated styloid process (Eagle 's Syndrome): a clinical study. J Oral Maxillofac Surg. 2002;60: 171-175.

Purcell DD, Fischbein NJ, Patel A, Johnson J, Lalwani AK. Two temporal bone computed tomography measurements increase recognition of malformations and predict sensorineural hearing loss. Laryngoscope. 2006;116(8):1439-1446.

Rask-Andersen H, Liu W, Erixon E, Kinnefors A, Pfaller K, Schrott-Fischer A, Glueckert R. Human cochlea: anatomical characteristics and their relevance for cochlear implantation. Anat Rec (Hoboken). 2012;295(11):1791-1811.

Rousset J, Garetier M, Gentric JC, Chinellato S, Barberot C, Le Bivic T, Mériot P. Biometry of the normal stapes using stapes axial plane, high-resolution computed tomography. J Laryngol Otol. 2014;128(5):425-430.

Sepahdari AR, Mong S. Skull base CT: normative values for size and symmetry of the facial nerve canal, foramen ovale, pterygoid canal, and foramen rotundum. Surg Radiol Anat. 2013;35(1):19-24.

Singal A, Sahni D, Gupta T, Aggarwal A, Gupta AK. Anatomic variability of oval window as pertaining to stapes surgery. Surg Radiol Anat. 2020;42(3):329-335.

Todd NW, Creighton FX Jr. Malleus and incus: correlates of size. Ann Otol Rhinol Laryngol. 2013;122(1):60-65.

Ukkola-Pons E, Ayache D, Pons Y, Ratajczak M, Nioche C, Williams M. Oval window niche height: quantitative evaluation with CT before stapes surgery for otosclerosis. AJNR Am J Neuroradiol. 2013;34(5):1082-1085.

Valvassori GE, Palacios E. Magnetic resonance imaging of the internal auditory canal. Top Magn Reson Imaging. 2000;11(1):52-65.

Valvassori GE, Garcia Morales F, Palacios E, Dobben GE. MR of the normal and abnormal internal auditory canal. AJNR Am J Neuroradiol. 1988;9(1):115-119.

Vijayasekaran S, Halsted MJ, Boston M, Meinzen-Derr J, Bardo DM, Greinwald J, Benton C. When is the vestibular aqueduct enlarged? A statistical analysis of the normative distribution of vestibular aqueduct size.AJNR Am J Neuroradiol. 2007;28(6):1133-1138.

Yin D, Li C, Chen K, Hong J, Li J, Yang L, Zhang T, Dai P. Morphological characteristics of external auditory canal in congenital aural stenosis patients. Am J Otolaryngol. 2017;38(4):422-427.

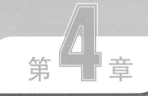

第4章

颅底的影像学正常测量值

Peleg M. Horowitz and Daniel Thomas Ginat

4.1 颅前窝

4.1.1 筛顶

- 筛板与筛凹共同形成筛顶。

- 每侧筛板由外侧（垂直）骨板和内侧（水平）骨板组成，包含多个直径小于1 mm的嗅孔，在CT上不易辨别。

- 嗅窝的深度可根据Keros分型系统进行分型（图4.1）。
  - I型：深度为1～3 mm。
  - II型：深度为4～7 mm（最常见）。
  - III型：深度为8～16 mm（少见）。

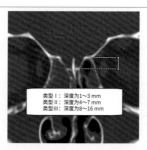

冠状面CT图像显示嗅窝的深度，即从筛凹到筛骨内侧板的距离。

图4.1 Keros分型

临床意义

- 筛板的右半部分常低于左半部分，这种不对称可能会带来颅底损伤和脑脊液鼻漏的潜在风险（图4.2）。

- 如果CT显示筛板不连续伴鼻腔内高密度影，应行MRI进一步评估有无脑膨出的可能性。

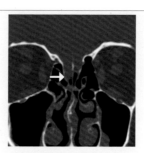

冠状面CT图像。

图4.2 脑脊液鼻漏患者的双侧筛板不对称，右侧筛板位置低且骨质不连续，后经鼻内镜手术证实为脑膨出（箭头）

4.1.2　鸡冠

- 鸡冠是从筛板中线垂直伸入颅内的骨性结构，与大脑镰相连。
- 鸡冠的标准径线如下（图4.3）：
  - 前后径为（13±2）mm。
  - 上下径平均值为（13±3）mm。
  - 冠状面厚度为3 mm（范围为1~8 mm）。

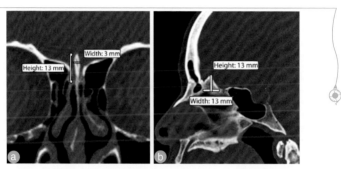

冠状面（图a）和矢状面（图b）CT图像显示筛顶上方三角形骨性结构，测量径线的平均值如图所示。Height：高度；Width：宽度。

图4.3　鸡冠

临床意义

- 鸡冠的大小是在制订颅前窝肿瘤切除手术计划时要关注的内容。
- 内镜下经筛板入路为标准的手术入路，术中切除骨质前缘的解剖学标志是鸡冠及额窦后壁（图4.4）。

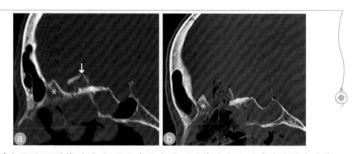

术前矢状面CT图像（图a）显示鸡冠（*）后方部分钙化的嗅沟脑膜瘤（箭头）；术后矢状面CT图像（图b）显示通过内镜下经筛板手术部分切除肿块，手术前切缘的标记为鸡冠后缘（*）。

图4.4　鸡冠

4.1.3 嗅球

• 嗅球位于筛板上方的嗅沟内。

• 通过MRI能够准确地进行嗅球的定量测量，扫描序列及参数如下：冠状面快速自旋回波T₂WI，层厚为2～3 mm，长TR、矩阵256×192和FOV 12 cm。

• 正常嗅球直径为3 mm，正常体积为（45±12）mm³（图4.5）。

• 异常小嗅球可见于先天性嗅觉丧失、感染或创伤后嗅觉丧失及鼻腔鼻窦相关的嗅觉功能障碍（图4.6）。

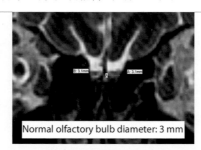

Normal olfactory bulb diameter: 3 mm

冠状面MR T₂WI显示双侧正常的嗅球。Normal olfactory bulb diameter：正常嗅球直径。

图4.5 正常嗅球

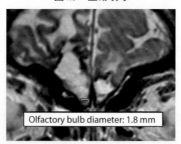

Olfactory bulb diameter: 1.8 mm

冠状面MR T₂WI显示外伤致双侧嗅球萎缩及额叶脑软化。Olfactory bulb diameter：嗅球直径。

图4.6 异常嗅球

4.2 颅中窝和翼腭窝

4.2.1 蝶鞍

• 蝶鞍是蝶骨体顶部的凹陷，垂体位于其内。

• 经蝶窦手术入路进入蝶鞍的术前计划关注的几个测量值（图4.7）：

　–高度范围为4～12 mm。

–前后径范围为5 ~ 16 mm。

–鞍面（鞍结节—蝶鞍斜坡点连线）为13 mm。

–鞍突（从鞍结节—蝶鞍斜坡点连线到鞍底凸面最突出点的最长垂直距离）为3 mm。

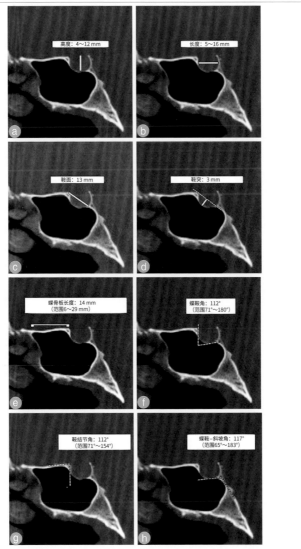

a.蝶鞍高度；b.蝶鞍前后径；c.鞍面；d.鞍突；e.蝶骨板长度；f.蝶鞍角；g.鞍结节角；h.蝶鞍-斜坡角。

图4.7 蝶鞍

–蝶骨板长度为14 mm（范围为6~29 mm）。

–蝶鞍角为112°（范围为71°~180°）。

–鞍结节角为112°（范围为70°~154°）。

–蝶鞍-斜坡角为117°（范围为65°~183°）。

- 视交叉的正常位置在鞍结节后上方为3~4 mm。

临床意义

- 与正常成年人相比，鞍区病变患者往往具有明显的蝶鞍类型：鞍角更锐、鞍底更突出，以及鞍结节角和蝶鞍-斜坡角更锐。

- 较大的鞍区病变，如垂体大腺瘤，也会导致蝶鞍在一个或多个方向上扩大，鞍面骨质变薄，有时甚至表现为骨质不连续（图4.8）。

- 对于鞍面较厚或蝶窦未完全气化，可能需要使用凿子或钻头暴露蝶鞍。

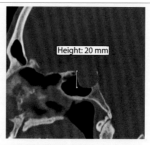

矢状面CT图像显示垂体肿瘤导致蝶鞍明显扩大。Height：高度。

图4.8　垂体大腺瘤

4.2.2　垂体和垂体柄

- 垂体位于蝶鞍内。

- 由于生理性神经内分泌的差异，不同年龄与性别人群的垂体大小有很大差异（图4.9）。

–12岁以下儿童垂体的平均高度为4 mm（范围为2~6 mm）。

–在青春期，男女都会出现垂体肥大，但女孩更明显，女孩和男孩垂体高度的中位值分别为（8~9）mm ± 1 mm和6 mm ± 1 mm。

–在20~29岁时，垂体高度达到峰值，然后随着年龄的增长而下降。在女性50~59岁时，垂体高度会再次增加。

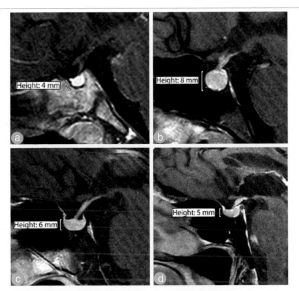

矢状面增强后MRI显示婴幼儿（图a）、青春期女性（图b）、青春期男性（图c）和成年男性（图d）垂体的一般高度。Height：高度。

图4.9 垂体

    –成年女性的垂体高度（平均值为5.4 mm）明显大于男性（平均值为4.9 mm）。

临床意义

· 除垂体强化特征外，垂体高度也是MRI发现鞍内肿块的重要测量值。

· 垂体柄偏向一侧应怀疑对侧垂体有病变。

· 正常垂体上缘可上凸，但一般不会与视觉通路接触或使其移位。

· 除肿瘤外，垂体弥漫性肿大也可由增生或垂体炎引起（图4.10）。

· 部分空蝶鞍（50%以上充填脑脊液，垂体高度不超过2 mm）可见于垂体萎缩或假性脑瘤（图4.11）。

4.2.3 Meckel腔

· Meckel腔是充满脑脊液的硬脑膜隐窝，位于颅中窝的后内侧，三叉神经从此穿过。

· Meckel腔内含三叉神经节。

· Meckel腔开口宽为5 mm，高为9 mm，长为15 mm（图4.12）。

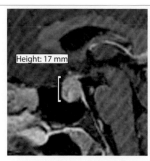

矢状面增强后MR T₁WI显示ipilimumab引起的垂体炎导致的垂体肿大。Height：高度。

图4.10 垂体弥漫性肿大

矢状面增强后MR T₁WI显示蝶鞍扩大、垂体变薄，垂体高度小于2 mm。Thickness：厚度。

图4.11 部分空蝶鞍

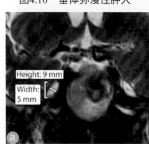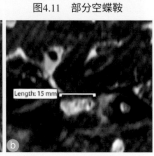

冠状面（图a）和斜矢状面（图b）MR T₂WI显示Meckel腔的标准大小，三叉神经根在此处显示得很清晰。Height：高度；Width：宽度；Length：长度。

图4.12 Meckel腔

• 三叉神经节（半月神经节）后缘近端的三叉神经平均长度为11.8 mm。

• 三叉神经节前缘远端的三叉神经第一、第二、第三支的平均长度分别为19.4 mm、12.3 mm和7.4 mm。

临床意义

• 假性脑瘤患者的Meckel腔可变窄，平均宽度为2.5 mm（图4.13）；三叉神经鞘瘤和其他肿瘤患者的Meckel腔可扩大。

4.2.4 颈动脉沟

• 颈动脉沟是位于蝶骨体的浅沟，颈内动脉海绵窦段在此走行。

• 双侧颈动脉沟内侧壁之间的平均距离为（16±4）mm（图4.14）。

• 双侧颈内动脉床突旁段之间的平均距离为13 mm。

临床意义

• 了解颈内动脉间距离对于确保所有经蝶入路进入鞍区的

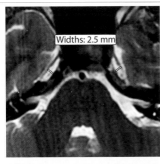

横断面MR T$_2$WI显示双侧Meckel
腔变窄。Widths：宽度。

图4.13　假性脑瘤

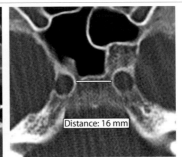

横断面CT图像显示双侧颈动脉沟内
壁之间的平均最近距离。Distance：
距离。

图4.14　颈动脉沟

"安全区"非常重要。

• 垂体大腺瘤患者的颈内动脉间距离增宽。

• 术前评估颈内动脉间距离对于发现内镜进入颅底的限制性
解剖因素、避免颈内动脉意外损伤非常重要（图4.15）。

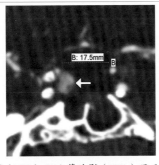

冠状面最大密度投影（MIP）CT血管造影（CTA）显示颈内动脉床突段向外
膨出（箭头）和双侧颈内动脉床突旁段之间的距离（17.5 mm）。

图4.15　经蝶入路手术后的颈动脉假性动脉瘤

4.2.5　视神经管

• 视神经和眼动脉穿过此处。

• 内界为蝶骨体，上界为蝶骨小翼上根，外下界为视柱（蝶
骨小翼下根），外界为前床突。

• 视神经管与颅脑矢状面呈45°。

• 视神经管前端窄，颅口和眶口的平均大小分别为4 mm ×
6 mm和5 mm × 6 mm。

- 视神经管平均长度为9 mm（范围为8～12 mm，图4.16）。
- 成年人视神经管体积每10年减少近5%。

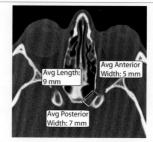

横断面CT图像显示视神经管的平均大小，后部比前部宽。Avg Length：平均长度；Avg Anterior Width：前部平均宽度；Avg Posterior Width：后部平均宽度。

图4.16　视神经管

临床意义

- 熟悉视神经管长度对视神经手术充分减压非常重要。
- 在经鼻进入蝶鞍和鞍结节时，视神经管内侧壁骨质不连续也应引起注意。
- 视神经管狭窄可由Paget病和石骨症等疾病引起，有时可能需要手术减压（图4.17）。

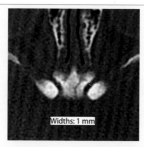

横断面CT图像显示一个婴幼儿的双侧视神经管明显狭窄。Widths：宽度。

图4.17　石骨症

4.2.6　眶上裂

- 眶上裂是位于蝶骨大翼前内侧的卵圆形管道。
- 眶上裂内容物包括滑车神经、额神经、泪腺神经（三叉神经第一支的分支）、眼上静脉（从外到内排列）、动眼神经、鼻睫神经（三叉神经第一支的分支）、外展神经和睫状神经节的根、眼下静脉、眼眶脂肪和平滑肌。

• 眶上裂和相关解剖标志的大小如下（图4.18，文后彩图4.18）：

    – 长度范围为20 ~ 22 mm。

    – 上部和下部宽度分别为2 ~ 3 mm和7 ~ 8 mm。

    – 眶上切迹/孔到眶上裂的平均距离为45 mm。

    – 额颧缝至眶上裂的平均距离为35 mm。

• 滑车神经的平均直径为0.5 mm。

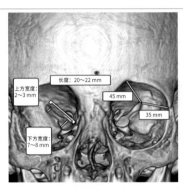

三维CT图像显示眶上裂为椭圆形裂隙，内下部比外上部宽，平均大小标注在右侧。眶上切迹/孔和额颧缝到眶上裂的平均距离分别标注在左侧。

图4.18 眶上裂

临床意义

• 为了避免眼眶外侧壁减压时硬脑膜暴露，应保留眶上裂下方蝶骨大翼较薄的部分。

• 眶上裂形态测量值的个体差异很大，因此必须在术前进行个体化影像学评估。

4.2.7 圆孔

• 圆孔从颅中窝延伸至翼腭窝。

• 圆孔内有三叉神经上颌支走行。

• 圆孔和相关解剖标志的正常大小如下（图4.19）：

    – 平均直径为3 mm（标准差为0.4 mm）。

    – 圆孔至中线为19 mm（标准差为2 mm）。

    – 圆孔角为147°。

临床意义

• 在不同的轴线，圆孔到翼管的距离对称，有助于确定圆孔与翼管的相对位置，便于在内镜手术中安全识别圆孔。

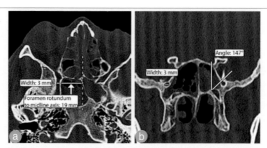

横断面（图a）和冠状面（图b）CT图像显示圆孔和圆孔角的正常大小。Width：宽度；Foramen rotundum to midline axis：圆孔至中线；Angle：角度。

图4.19　圆孔

4.2.8　卵圆孔

• 颅中窝与颞下窝之间由卵圆孔相连，三叉神经的下颌分支穿行其中。

• 卵圆孔形态多样，呈椭圆形、杏仁形、圆形和狭缝形，大部分呈椭圆形，平均纵横比为2.1，圆度为0.5。

• 相关测量值如下（图4.20）：

–卵圆孔断面平均值为4 mm × 7 mm［范围为（2 × 5）mm ~（8 × 7）mm］。

–卵圆孔长轴与冠状面的夹角平均为35° ± 10°（平均值 ± 标准差）。

–卵圆孔到第二磨牙的平均距离为男性52 mm、女性49 mm。

临床意义

• 经卵圆孔可达三叉神经，熟悉其位置和测量值有助于制订

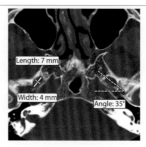

横断面CT图像显示卵圆孔的平均大小和方向。Length：长度；Width：宽度；Angle：角度。

图4.20　卵圆孔

立体定向神经外科术前计划和成功插管。

• 与其他颅底孔一样，卵圆孔扩大可能是肿瘤的征象，如神经周围肿瘤扩散。这一变化在CT上可能不明显，需要进一步行MRI检查（图4.21）。

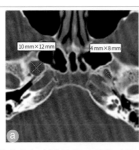
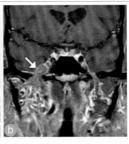

腺样囊性癌患者的横断面CT图像（图a）显示右侧卵圆孔不对称扩大；冠状面增强后MRI（图b）显示神经周围肿瘤通过右侧卵圆孔扩散（箭头）。

图4.21　神经周围肿瘤扩散

4.2.9　棘孔

• 棘孔是蝶骨大翼的一个开口，位于卵圆孔后外侧。

• 包含脑膜中动脉、脑膜中静脉和下颌神经返支（脑膜支，又称棘孔神经）。

• 平均宽度为2 mm（范围为1.5～3.0 mm），平均长度为2～4 mm（图4.22）。

临床意义

• 棘孔是颅中窝显微手术的解剖标志，尤其对于止血，但有时棘孔会缺如或与卵圆孔延续。

4.2.10　翼管

• 翼管位于翼突和蝶窦之间，朝向前内侧，连接破裂孔和翼

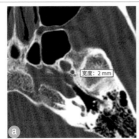
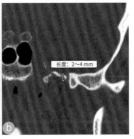
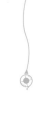

横断面（a）和冠状面（b）CT图像显示棘孔的标准大小。

图4.22　棘孔

腭窝。

• 其内走行翼管动脉（起自颌内动脉）和翼管神经（发出副交感神经纤维到翼腭窝的蝶腭神经节）。

• 翼管的宽度沿其长轴变化，向前延伸时增宽。

• 翼管的正常径线测量值如下（图4.23）：

–前开口的平均宽度为2.5 mm，后开口的平均宽度为1 mm。

–翼管的平均长度为14～18 mm（范围为10～23 mm）。

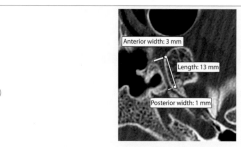

横断面CT图像显示了翼管的标准长度，其前部比后部宽。Anterior width：前开口宽度；Posterior width：后开口宽度；Length：长度。

图4.23　**翼管**

临床意义

• 翼管是经翼突鼻内镜手术入路的重要解剖标志，通向颈动脉管。

• 手术入路需要钻取的骨量与蝶窦的气化程度及翼管长度有关。

• 在大多数情况下，沿翼管从下到上顺时针钻孔可安全地定位颈内动脉岩段。

4.2.11　Vesalius孔

• Vesalius孔是位于圆孔后蝶骨大翼内的一个非恒定管道。

• 该孔道内走行小静脉，连接海绵窦和翼静脉丛。

• 该孔平均宽度为1.0 mm（标准差为0.1 mm），平均长度为1.7 mm（标准差为0.7 mm，图4.24）。

临床意义

• 孔道不对称常是病变导致的结果，而不是正常变异。

4.2.12　翼腭窝

• 翼腭窝是一个由上颌骨、腭骨和蝶骨围成的倒锥形间隙。

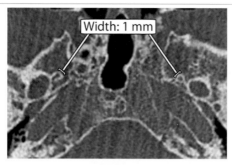

横断面CT图像显示该孔的一般大小，双侧对称。Width：宽度。

图4.24　Vesalius孔

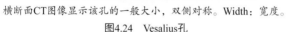

• 其中包含脂肪、翼腭神经节、三叉神经的上颌支（V2）及其分支（颧神经、上牙槽后神经和眶下神经）、翼管神经、上颌动脉远端分支和导静脉。

• 翼腭窝断面呈小的椭圆形或矩形空间，上部区域的标准大小为（4~5）mm×（10~15）mm，翼腭窝的平均高度为17~18 mm（范围为10~25 mm，图4.25）。

• 翼腭窝通过翼上颌裂与颞下窝相通，通过蝶腭孔与鼻腔相通，平均垂直径为5 mm（范围为3~7 mm）。

临床意义

• 翼腭窝的解剖学结构是圆孔内上颌神经阻滞手术关注的内容。

• 翼上颌裂狭窄可导致上述手术困难，而翼腭窝扩大则提示存在肿瘤，如神经周围肿瘤扩散。

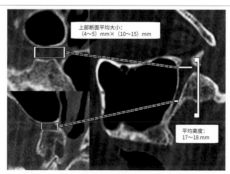

横断面（左）和矢状面（右）CT图像显示翼腭窝上部较下部宽。

图4.25　翼腭窝

4.3 颅后窝

4.3.1 颈静脉孔和颈静脉球

•颈静脉孔位于枕骨和颞骨岩部之间。

•颈静脉孔由较小的前内侧部分（神经部）和较大的后外侧部分（血管部）组成，由纤维或骨性分隔分开，分隔可完整，也可不完整。

•神经部内有舌咽神经和走行于海绵窦和颈静脉球之间的岩下窦。

•血管部内有颈内静脉、迷走神经、副神经以及咽升动脉和枕动脉的脑膜支。

•尽管颈静脉孔的大小差别很大，但平均长度为1.5 cm，平均宽度为1.0 cm（图4.26）。

•神经部的平均宽度约为5 mm。

•人群中有2/3的个体的右颈静脉孔大于左颈静脉孔。

•断面径线平均为（7～8）mm×（23～24）mm。

•第Ⅸ、第Ⅹ和第Ⅺ对颅神经的直径分别为2.3 mm、4.6 mm和3.5 mm。

•乳突尖与颈静脉孔之间的平均距离为21 mm（范围为11～28 mm）。

•颈静脉球平均高度（从颈静脉穹顶到与乙状窦相交的距离）为8 mm（范围为4～12 mm，图4.27）。

临床意义

•颈静脉孔不对称常与正常横窦和乙状窦静脉引流系统不对称有关。

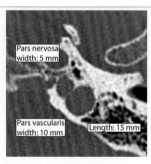

横断面CT图像显示颈静脉孔颅内面的标准大小。Pars nervosa width：神经部宽度；Pars vascularis width：血管部宽度；Length：长度。

图4.26 颈静脉孔

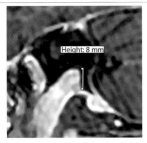

矢状面增强后MR T$_1$WI显示颈静脉球的高度，即从其穹顶到与乙状窦交界处的距离。Height：高度。

图4.27　颈静脉球

·颈静脉孔扩大伴骨质侵蚀可能与肿瘤有关，如副神经节瘤（图4.28）。

·如果颈静脉孔的长度、血管部的宽度和神经部的宽度之和大于对侧20 mm，则不伴有骨质侵蚀的颈静脉孔扩大可能具有病理意义。

·颈静脉球高位的定义为颈静脉球位于或高于耳蜗基底圈水平、在内耳道2 mm内或达到鼓环上缘水平。

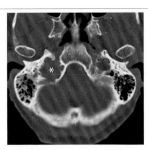
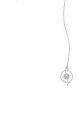

横断面CT图像显示右侧颈静脉孔（＊）不对称扩大伴边缘骨质侵蚀。

图4.28　颈静脉孔副神经节瘤

4.3.2　舌下神经管

·舌下神经管位于枕骨前面，斜坡下缘的外下方，颈静脉孔的内下方8 mm处。

·舌下神经管内有舌下静脉丛，45%的患者有咽升动脉脑膜支。

·颈静脉结节是斜坡下缘的骨性突起，突出到舌下神经管后上方。

·舌下神经管的颅内开口的截面平均大小为6 mm×4 mm，而颅外开口较窄，大小为5 mm×3 mm，但不同断面上的差异可达2 mm。舌下神经管长度一般为7～9 mm（图4.29）。

• 舌下神经的直径一般为1.6～1.7 mm。

• 颈静脉结节的平均长度为14 mm（范围为10～28 mm）（图4.30）。

• 颈静脉孔和舌下神经管之间的平均距离为2.5 mm（范围为2～4 mm）。

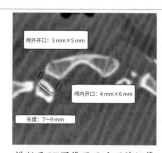

横断面CT图像显示舌下神经管的正常测量值。

图4.29　舌下神经管

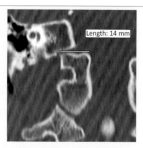

冠状面CT图像表示颈静脉结节的平均长度。Length：长度。

图4.30　颈静脉结节

临床意义

• 舌下神经管常为"远外侧经髁入路"手术暴露颅底后外侧的内侧界限。

• 这种手术入路常能到达椎-颅底交界处的病变（如动脉瘤）和枕骨大孔前外侧的斜坡下部肿瘤。

• 切除舌下神经管以外的枕髁可导致枕颈不稳定，需要行融合术。

4.3.3　斜坡

• 斜坡参与构成颅底的中央部分，在矢状面上呈楔形。

• 成年人正常斜坡的径线平均值如下（图4.31）：

－从鞍背顶部到基底的颅内斜坡长度为43～45 mm（范围为37～54 mm）。

－颅外斜坡长度为（28±3）mm。

－最窄斜坡宽度为（20±2）mm。

• 斜坡最宽径（左右枕髁前外侧之间的最宽径）为（33±3）mm。

• 颅外斜坡的纵向直径为（25.9±2.6）mm，斜坡的最窄径为（12.8±1.1）mm，左右舌下神经管之间的距离最宽部分为

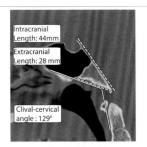

矢状面CT图像显示成年人斜坡径线的平均值。Intracranial Length：颅内长度；Extracranial Length：颅外长度；Clival-cervical angle：斜坡–颈椎角。

图4.31　斜坡

（32.7 ± 2.1）mm。

• 儿童正常斜坡径线平均值如下：

–斜坡长度为29 mm。

–最宽径为29 mm。

–最窄径为17 mm。

–裂距离为21 mm。

–假定螺丝钉长度为10 mm。

–斜坡-颈椎角（正中矢状面上，颅外斜坡切线与颈椎前方切线之间的角度）为129° ± 6°。

　临床意义

• 螺丝钉可插入斜坡用于颅颈固定，影像学检查对于确定螺丝钉长度和放置角度非常重要。

• 斜坡发育不全可能是CHARGE综合征和Chiari Ⅰ型畸形等先天性疾病的临床表现之一。

4.3.4　颅后窝

• 根据CT影像，颅后窝的平均高度为（35 ± 4）mm，即Twining线（从枕内隆突到后床突）和McRae线（从斜坡基底到枕大孔后缘）之间的垂直距离（图4.32）。

• 颅后窝前后径的正常平均值为75 mm，可从鞍背顶部沿枕骨大孔平面的平行线测量。

• 颅后窝的平均体积为（158 ± 28）cm^3。

　临床意义

• 许多疾病伴有颅后窝大小异常，包括Arnold-Chiari畸形、脊髓脊膜膨出、Dandy-Walker畸形和扁平颅底。

• 神经影像学有助于评估先天性疾病伴随的小脑异常和小/大

颅后窝等（图4.33）。

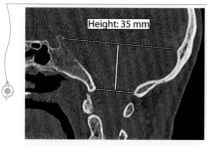 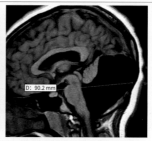

颅后窝高度是指Twining线和McRae线之间的测量距离。Height：高度。

矢状面MR T₁WI显示颅后窝扩大伴小脑发育不良。Twining线距离（D）：90.2 mm。

图4.32 颅后窝高度　　　　　**图4.33 Dandy-Walker畸形**

4.3.5 小脑扁桃体位置

- 小脑扁桃体位置的范围在人群中接近于正态分布。

- 扁桃体的平均高度随着年龄的增长而略有下降，一直持续到青年，之后其高度增加。

- 扁桃体在枕骨大孔下方3 mm以内一般为正常，3～5 mm为交界值，超过5 mm则为异常（图4.34）。

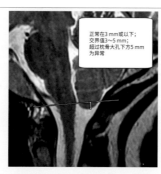

矢状面MR T₂WI显示小脑扁桃体与斜坡基底–枕骨大孔后缘连线之间的位置关系范围。

图4.34 小脑扁桃体位置

临床意义

- 可根据影像学上扁桃体位置在枕骨大孔下方至少5 mm或6 mm（图4.35）做出Chiari Ⅰ型畸形的诊断，伴有扁桃体形态异常，常呈尖状，在某些病例中伴有脊髓空洞症。

- 小脑水肿和肿瘤患者也会出现小脑扁桃体下疝（图4.36）。

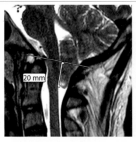

矢状面MR T₂WI显示小脑扁桃体下端延伸至枕大孔水平下方20 mm，下端呈尖状。

图4.35　Chiari畸形

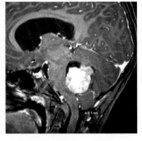

矢状面增强后MR T₁WI显示室管膜瘤患儿的小脑扁桃体通过枕骨大孔向下延伸。

图4.36　小脑扁桃体疝

4.3.6　枕骨大孔

• 枕骨大孔是枕骨中的一个开口，前界为向下倾斜的斜坡下部，双侧外界为颈静脉结节，后界为枕骨鳞部的边缘。

• 从此孔穿行的内容物包括延髓、脑膜、第XI对颅神经的脊神经根、椎动脉、脊髓前动脉、脊髓后动脉、覆膜和翼状韧带。

• 可表现为多种形状：圆形、椭圆形、蛋形、四边形、五边形、六边形和不规则形。

• 成年人枕骨大孔的径线如下（图4.37，文后彩图4.37）：

－男性枕骨大孔的前后径为35～40 mm，平均值为37 mm；女性为30～35 mm，平均值为33 mm。

－男性枕骨大孔的横径为26～34 mm，平均值为30 mm；女性为26～31.75 mm，平均值为30 mm。

－男性枕骨大孔的平均面积为877 mm²，女性为777 mm²。

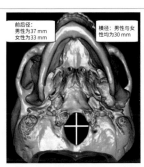

正常成年男性和女性枕骨大孔的平均长度和宽度。

图4.37　枕骨大孔

临床意义

• 软骨发育不全伴枕骨大孔狭窄，常伴有颅底凹陷（图4.38，文后彩图4.38）。

• 枕骨大孔狭窄可引起脑干压迫，表现为呼吸道并发症、下组颅神经功能障碍、上下肢轻瘫、低张力或高张力、反射亢进或阵挛。

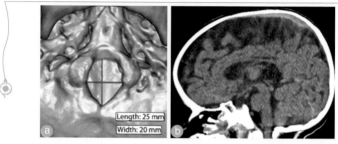

三维CT图像（图a）显示枕骨大孔的径线值。矢状面CT图像（图b）显示颅底轻度凹陷致枕骨大孔更窄，还可见特征性的前额隆起。Length：长度；Width：宽度。

图4.38 软骨发育不全

参考文献
（遵从原版图书著录格式）

Aboulezz AO, Sartor K, Geyer CA, Gado MH. Position of cerebellar tonsils in the normal population and in patients with Chiari malformation: a quantitative approach with MR imaging. J Comput Assist Tomogr. 1985;9(6):1033–1036.

Aydin S, Hanimoglu H, Tanriverdi T, Yentur E, Kaynar MY. Chiari type I malformations in adults: a morphometric analysis of the posterior cranial fossa. Surg Neurol. 2005;64(3):237–241.

Barkovich AJ, Wippold FJ, Sherman JL, Citrin CM. Significance of cerebel- lar tonsillar position on MR. AJNR Am J Neuroradiol. 1986;7(5):795–799.

Beden U, Edizer M, Elmali M, Icten N, Gungor I, Sullu Y, Erkan D. Surgical anatomyofthedeeplateralorbitalwall. Eur JOphthalmol. 2007;17(3):281–286.

Berlis A, Putz R, Schumacher M. Direct and CT measurements of canals and foramina of the skull base. Br J Radiol. 1992;65(776):653–661.

Caldemeyer KS, Mathews VP, Azzarelli B, Smith RR. The jugular foramen: a review of anatomy, masses, and imaging characteristics. Radiographics. 1997;17(5):1123–1139.

Chen J, Xiao J. Morphological study of the pterygoid canal with high-resolution CT. Int J Clin Exp Med. 2015;8(6):9484–9490. eCollection 2015.

Coelho DH, Pence TS, Abdel-Hamid M, Costanzo RM. Cribriform plate width is highly variable within and between subjects. Auris Nasus Larynx.2018;45(5):1000–1005.

Degnan AJ, Levy LM. Narrowing of Meckel's cave and cavernous sinus and enlargement of the optic nerve sheath in Pseudotumor Cerebri. J Comput Assist Tomogr. 2011;35(2):308–312.

Doyle AJ. Optic chiasm position on MR images. AJNR Am J Neuroradiol. 1990;11(3):553–555.

Ebner FH, Kuerschner V, Dietz K, Bueltmann E, Naegele T, Honegger Reduced intercarotid artery distance in acromegaly: pathophysiologic considerations and implications for transsphenoidal surgery. Surg Neurol. 2009;72(5):456–460; discussion 4.

Edwards B, Wang JM, Iwanaga J, Loukas M, Tubbs RS. Cranial nerve foramina part I: a review of the anatomy and pathology of cranial nerve foram- ina of the anterior and middle fossa. Cureus. 2018;10(2):e2172. https:// doi.org/10.7759/cureus.2172.

Edwards B, Wang JM, Iwanaga J, Loukas M, Tubbs RS. Cranial nerve foramina: part II—a review of the anatomy and pathology of cranial nerve foramina of the posterior cranial fossa. Cureus. 2018c;10(4):e2500.

Elster AD, Chen MY, Williams DW 3rd, Key LL. Pituitary gland: MR imaging of physiologic hypertrophy in adolescence. Radiology. 1990;174(3 Pt 1):681–685.

Ginat DT, Ellika SK, Corrigan J. Multi-detector-row computed tomography imaging of variant skull base foramina. J Comput Assist Tomogr. 2013;37(4):481–485.

Ginsberg LE, Pruett SW, Chen MY, Elster AD. Skull-base foramina of the middle cranial fossa: reassessment of normal variation with high-resolution CT. AJNR Am J Neuroradiol. 1994;15(2):283–291.

Inal M, Muluk NB, Arikan OK, Şahin S. Is there a relationship between optic canal, foramen rotundum, and vidian canal? J Craniofac Surg. 2015;26(4):1382–1388.

Janjua RM, Al-Mefty O, Densler DW, Shields CB. Dural relationships of Meckel cave and lateral wall of the cavernous sinus. Neurosurg Focus. 2008;25(6):E2.

Jiang PF, Dai XY, Lv Y, Liu S, Mu XY. Imaging study on the optic canal using sixty four-slice spiral computed tomography. Int J Clin Exp Med. 2015;8(11):21247–21251.

Kalthur SG, Padmashali S, Gupta C, Dsouza AS. Anatomic study of the occipital condyle and its surgical implications in transcondylar approach. J Craniovertebr Junction Spine. 2014;5(2):71–77.

Kanodia G, Parihar V, Yadav YR, Bhatele PR, Sharma D. Morphometric analysis of posterior fossa and foramen magnum. J Neurosci Rural Pract. 2012;3(3):261–6. https://doi.org/10.4103/0976-3147.102602.

Keles B, Semaan MT, Fayad JN. The medial wall of the jugular foramen: a temporal bone anatomic study. Otolaryngol Head Neck Surg. 2009;141(3):401–407.

Keros P. On the practical value of differences in the level of the lamina cribrosa of the ethmoid [in German]. Z Laryngol Rhinol Otol. 1962;41:808–813.

Kim HS, Kim DI, Chung IH. High-resolution CT of the pterygopalatine fossa and its communications. Neuroradiology. 1996;38(Suppl 1):S120–S126.

Koenigsberg RA, Vakil N, Hong TA, Htaik T, Faerber E, Maiorano T, Dua M, Faro S, Gonzales C. Evaluation of platybasia with MR imaging. AJNR Am J Neuroradiol. 2005;26(1):89–92.

Lee JM, Ransom E, Lee JY, Palmer JN, Chiu AG. Endoscopic anterior skull base surgery: intraoperative considerations of the crista galli. Skull Base. 2011;21(2):83–86.

Lega BC, Kramer DR, Newman JG, Lee JY. Morphometric measurements of the anterior skull base for endoscopic transoral and transnasal approaches. Skull Base. 2011;21(1):65–70.

Lyrtzis C, Piagkou M, Gkioka A, Anastasopoulos N, Apostolidis S, Natsis Foramen magnum, occipital condyles and hypoglossal canals morphometry: anatomical study with clinical implications. Folia Morphol (Warsz). 2017;76(3):446–457.

Manjila S, Bazil T, Kay M, Udayasankar UK, Semaan M. Jugular bulb and skull base pathologies: proposal for a novel classification system for jugular bulb positions and microsurgical implications. Neurosurg

Focus. 2018;45(1):E5.

Mascarella MA, Forghani R, Di Maio S, Sirhan D, Zeitouni A, Mohr G, Tewfik MA. Indicators of a reduced intercarotid artery distance in patients undergoing endoscopic transsphenoidal surgery. J Neurol Surg B Skull Base. 2015;76(3):195–201.

Mason EC, Hudgins PA, Pradilla G, Oyesiku NM, Solares CA. Radiographic analysis of the vidian canal and its utility in petrous internal carotid artery localization. Oper Neurosurg (Hagerstown). 2018;15(5):577–583.

Mintelis A, Sameshima T, Bulsara KR, Gray L, Friedman AH, Fukushima T. Jugular tubercle: morphometric analysis and surgical significance. J Neurosurg. 2006;105(5):753–757.

Mohebbi A, Rajaeih S, Safdarian M, Omidian P. The sphenoid sinus, foramen rotundum and vidian canal: a radiological study of anatomical relation- ships. Braz J Otorhinolaryngol. 2017;83(4):381–387.

Pandolfo I, Gaeta M, Blandino A, Longo M. The radiology of the pterygoid canal: normal and pathologic findings. AJNR Am J Neuroradiol. 1987;8(3):479–483.

Pang J, Hou S, Liu M, et al. Puncture of foramen ovale cranium in computed tomography three-dimensional reconstruction. J Craniofac Surg. 2012;23:1457–1459.

Rombaux P, Grandin C, Duprez T. How to measure olfactory bulb volume and olfactory sulcus depth? B-ENT. 2009;5(Suppl 13):53–60.

Sathyanarayana HP, Kailasam V, Chitharanjan AB. Sella turcica—its importance in orthodontics and craniofacial morphology. Dent Res J (Isfahan). 2013;10(5):571–575.

Satogami N, Miki Y, Koyama T, Kataoka M, Togashi K. Normal pituitary stalk: high-resolution MR imaging at 3T. AJNR Am J Neuroradiol. 2010;31(2):355–359.

Sepahdari AR, Mong S. Skull base CT: normative values for size and symmetry of the facial nerve canal, foramen ovale, pterygoid canal, and foramen rotundum. Surg Radiol Anat. 2013;35(1):19–24.

Smith BW, Strahle J, Bapuraj JR, Muraszko KM, Garton HJ, Maher CO. Distribution of cerebellar tonsil position: implications for understanding Chiari malformation. J Neurosurg. 2013;119(3):812–819.

Smoker WR, Khanna G. Imaging the craniocervical junction. Childs Nerv Syst. 2008;24(10):1123–1145.

Solares CA, Lee WT, Batra PS, Citardi MJ. Lateral lamella of the cribriform plate: software-enabled computed tomographic analysis and its clinical relevance in skull base surgery. Arch Otolaryngol Head Neck Surg. 2008;134(3):285–289. https://doi.org/10.1001/archotol.134.3.285.

Stojcev Stajčić L, Gacić B, Popović N, Stajcić Z. Anatomical study of the pterygopalatine fossa pertinent to the maxillary nerve block at the foramen rotundum. Int J Oral Maxillofac Surg. 2010;39(5):493–496.

Suzuki M, Takashima T, Kadoya M, Konishi H, Kameyama T, Yoshikawa J, Gabata T, Arai K, Tamura S, Yamamoto T, et al. Height of normal pituitary gland on MR imaging: age and sex differentiation. J Comput Assist Tomogr. 1990;14(1):36–39.

Tashi S, Purohit BS, Becker M, Mundada P. The pterygopalatine fossa: imaging anatomy, communications, and pathology revisited. Insights Imaging. 2016;7(4):589–599.

Terano T, Seya A, Tamura Y, Yoshida S, Hirayama T. Characteristics of the pituitary gland in elderly subjects from magnetic resonance images: relationship to pituitary hormone secretion. Clin Endocrinol. 1996;45(3):273–279.

Tsunoda A, Okuda O, Sato K. MR height of the pituitary gland as a function of age and sex: especially physiological hypertrophy in adolescence and in climacterium. AJNR Am J Neuroradiol. 1997;18(3):551–554.

Verma R, Kumar S, Rai AM, Mansoor I, Mehra RD. The anatomical perspective of human occipital condyle in relation to the hypoglossal canal, con- dylar canal, and jugular foramen and its surgical significance. J Craniovertebr Junction Spine. 2016;7(4):243–249.

Vescan AD, Snyderman CH, Carrau RL, Mintz A, Gardner P, Branstetter B 4th, Kassam AB. Vidian canal: analysis and relationship to the internal carotid artery. Laryngoscope. 2007;117(8):1338–1342.

Zacharek MA, Han JK, Allen R, Weissman JL, Hwang PH. Sagittal and coronal dimensions of the ethmoid roof: a radioanatomic study. Am J Rhinol. 2005;19(4):348–352.

Zada G, Agarwalla PK, Mukundan S Jr, Dunn I, Golby AJ, Laws ER Jr. The neurosurgical anatomy of the sphenoid sinus and sellar floor in endoscopic transsphenoidal surgery. J Neurosurg. 2011;114(5):1319–1330.

第5章

颅颈交界区的影像学正常测量值

Daniel Thomas Ginat and Peleg M.Horowitz

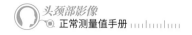

颅颈线、角度和测量

• Chamberlain线（图5.1）：从硬腭后缘至枕骨大孔后缘中点的连线，齿突尖高度不超过该线5 mm，C_1前弓一般位于该线下方，斜坡高度是其基底在Chamberlain线上方的距离。这些影像学指标可用于发现颅底凹陷或扁平颅底。当枕骨大孔后缘在X线片上显示不清时，可采用McGregor线替代Chamberlain线评估颅底凹陷，McGregor线是从硬腭后缘到枕骨下缘的连线。

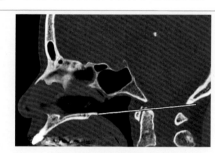

矢状面CT图像。

图5.1　Chamberlain线

• Wackenheim斜坡基线（图5.2）：沿着斜坡背侧面向下延伸的直线，此线与齿突尖后1/3相切或相交，用于发现颅底凹陷或扁平颅底。

• McRae线（图5.3）：斜坡基底与枕骨大孔后缘中点的连线，正常时齿突尖位于此线下方5 mm，用于发现颅底凹陷或扁平颅底。

• 腭线（图5.4）：起始于前鼻棘向后平行于上颌骨腭突上缘的画线。在正常情况下，齿状突在腭线上平均高度为3.5 mm（范围为0～19.0 mm）；在扁平颅底中，该平均高度为15.5 mm（范围为7.0～26.0 mm）。

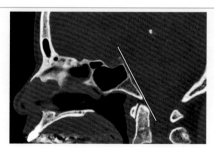

矢状面CT图像。

图5.2
Wackenheim斜坡基线

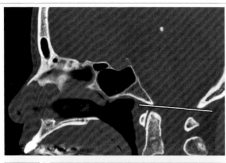

矢状面CT图像。

图5.3
McRae线

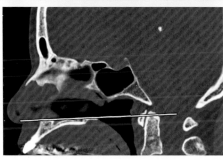

矢状面CT图像。

图5.4
腭线

• 基底角（图5.5）：鼻根部–鞍结节与鞍结节–基底切线的夹角。正常范围如下：

　　–成年人95%置信区间为116°~118°。

　　–儿童95%置信区间为113°~115°。

　　–扁平颅底＞143°。

改良型基底角：由鼻根部至垂体窝中心的连线和垂体窝中心至枕骨大孔前缘的连线形成的夹角。正常的平均角度如下：

　　–成年人为129°±6°。

　　–儿童为127°±5°。

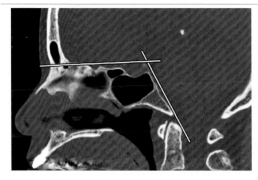

矢状面CT图像。

图5.5
基底角

• Boogard角（图5.6）：McRae线和Wackenheim线相交形成的夹角。正常值为126°±6°。若角度测量值大于136°，表明存在扁平颅底。

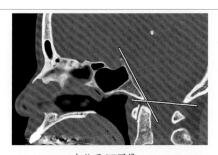

矢状面CT图像。

图5.6 Boogard角

• 斜坡枢椎角（图5.7）：Wackenheim斜坡基线与沿枢椎椎体和齿状突后缘的线相交形成的夹角，是诊断颅底凹陷的实用指标，具有较高的诊断价值。

• 斜坡椎管角（图5.8）：鞍背顶部和颅底点连线与C_2后下部和齿状突后上部连线形成的夹角。角度从屈曲时的150°到伸展的180°不等。角度小于150°表明可能伴有脊髓腹侧受压。

• 寰枕关节枢椎角（图5.9）：由穿过寰枕关节的直线相交形成的夹角。

　　－平均值＝124°~127°。

　　－严重枕髁发育不全时，可能接近180°。

• 寰枕间隙（图5.10）：寰椎前弓后部与齿状突之间的距离［译者注：原文描述不正确，应为：寰椎侧块与枕髁突之间的距离（图片符合此概念）］。其平均值为1.0 mm（95%的成年人测量范围为0.6~1.4 mm，97.5%的儿童测量关节间隙的任意点小于

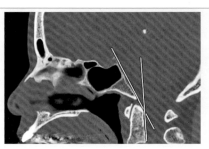

矢状面CT图像。

图5.7
斜坡枢椎角

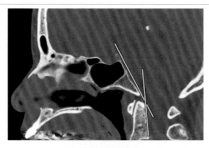

矢状面CT图像。

图5.8　斜坡椎管角

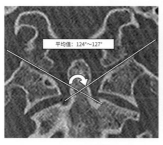

冠状面CT图像。

图5.9　寰枕关节枢椎角

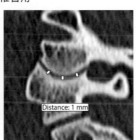

矢状面CT图像。Distance：距离。

图5.10　寰枕间隙

2.5 mm）。

• 颅底齿状突间隙（图5.11）：在正中矢状面上，颅底最下缘与齿状突上缘最近的骨化点之间的最短距离。如果齿状突小骨存在，则测量颅底至齿状突小骨上缘之间的距离。颅底齿状突间隙增宽可能是颅颈交界区损伤的征象，成年人最大值为9 mm。对于儿童，颅底齿状突软骨间隙是另一可用的测量值，其上限值如下：

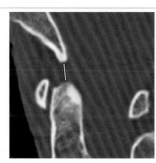

矢状面CT图像。

图5.11
颅底齿状突间隙

–0 ~ 3岁为5.3 mm。

–3 ~ 6岁为5.6 mm。

–6 ~ 10岁为7.2 mm。

• 颅底枢椎间距（图5.12）：在正中矢状面上，颅底最下缘点到齿状突皮质后缘向上延长线的距离。其正常值小于12 mm。

• 寰齿间隙（图5.13）：在上下方向C_1前弓厚度中点处，前弓后缘与齿状突最前缘之间的距离。其正常值小于2 mm。

• Powers比值（图5.14）：在中线层面上，用颅底最下缘点到C_1后弓前缘中点的距离除以枕骨大孔后缘中点到C_1前弓后缘中

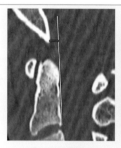

矢状面CT图像。

图5.12　颅底枢椎间距

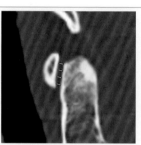

矢状面CT图像。

图5.13　寰齿间隙

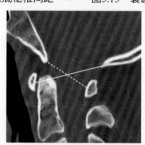

矢状面CT图像。

图5.14　用于计算Powers比值的颅底最下缘点到C_1后弓前缘中点之间的线（虚线）及枕骨大孔后缘中点到C_1前弓后缘中点的线（实线）

点的距离获得的比值。用于评估寰枕分离，其正常值小于1。

临床意义

表现为颅颈连接测量值异常的先天性和获得性疾病包括类风湿关节炎、骨软化症、Paget病、Chiari畸形、Klippel-Feil综合征、唐氏综合征、软骨发育不全、黏多糖贮积症、成骨不全及创伤。

颅颈指标的参考值有助于识别可疑的寰枢椎分离（图5.15）和枕颈脱位（图5.16）。这些病例在CT图像上可能不伴有其他异常，但一旦漏诊，可能具有较高的神经系统致残率和致死率。

颅底凹陷是指颅颈交界区的发育异常，表现为齿状突上缘延伸至枕骨大孔上方（图5.17）；而扁平颅底是指齿状突上移超过枕骨大孔导致的颅颈交界区继发性病变，可伴随脊髓受压。

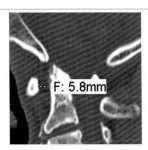

矢状面CT图像显示外伤患者的寰枢椎间隙增宽。

图5.15　寰枢椎分离

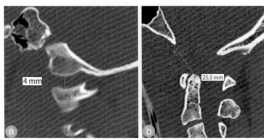

矢状面CT图像显示儿童外伤患者的枕髁和C₁侧块间隙增宽（图a）；成年患者的颅底最下缘点–齿状间隙增宽（图b）。

图5.16　寰枕脱位

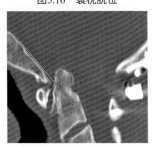

矢状面CT图像显示风湿关节炎患者的齿状突向上明显超过枕骨大孔，远远超出Wackenheim斜坡基线。

图5.17　颅底凹陷

扁平颅底是指中颅底变平（图5.18），可伴有颅底内陷和其他颅颈交界区异常。考虑到解剖结构的改变，经鼻入路可能比经颈内镜入路更容易到达扁平颅底患者的颅颈交界区。

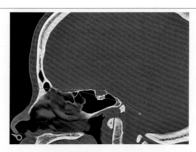

矢状面CT图像显示基底角明显增大呈钝角，伴斜坡发育不全。

图5.18　扁平颅底

参考文献
（遵从原版图书著录格式）

Batista UC, Joaquim AF, Fernandes YB, Mathias RN, Ghizoni E, Tedeschi H. Computed tomography evaluation of the normal craniocervical junction craniometry in 100 asymptomatic patients. Neurosurg Focus. 2015;38(4):E5.

Bertozzi JC, Rojas CA, Martinez CR. Evaluation of the pediatric craniocervical junction on MDCT. AJR Am J Roentgenol. 2009;192(1):26–31.

Botelho RV, Ferreira ED. Angular craniometry in craniocervical junction malformation. Neurosurg Rev. 2013;36(4):603–610; discussion 610.

El-Sayed IH, Wu JC, Dhillon N, Ames CP, Mummaneni P. The importance of platybasia and the palatine line in patient selection for endonasal surgery of the craniocervical junction: a radiographic study of 12 patients. World Neurosurg. 2011;76(1–2):183–188; discussion 74–78.

Ji W, Wang XY, Xu HZ, Yang XD, Chi YL, Yang JS, Yan SF, Zheng JW, Chen ZX. The anatomic study of clival screw fixation for the craniovertebral region. Eur Spine J. 2012;21(8):1483–1491.

Koenigsberg RA, Vakil N, Hong TA, Htaik T, Faerber E, Maiorano T, Dua M, Faro S, Gonzales C. Evaluation of platybasia with MR imaging. AJNR Am J Neuroradiol. 2005;26(1):89–92.

Rojas CA, Bertozzi JC, Martinez CR, Whitlow J. Reassessment of the cranio- cervical junction: normal values on CT. AJNR Am J Neuroradiol. 2007;28(9):1819–1823. Epub 2007 Sep 24.

Singh AK, Fulton Z, Tiwari R, Zhang X, Lu L, Altmeyer WB, Tantiwongkosi B. Basion-cartilaginous dens interval: an imaging parameter for cranio- vertebral junction assessment in children. AJNR Am J Neuroradiol. 2017;38(12):2380–2384.

Xu S, Gong R. Clivodens angle: a new diagnostic method for basilar invagi nation at computed tomography. Spine (Phila Pa 1976). 2016a;41(17):1365–1371.

Xu S, Gong R. Clivus height value: a new diagnostic method for basilar invagination at CT. Clin Radiol. 2016b;71(11):1200.e1–5.

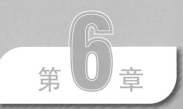

第6章

头颈部淋巴结的影像学正常测量值

Grayson W.Hooper and Daniel Thomas Ginat

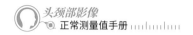

6.1 影像检查方法

6.1.1 CT

- 层厚为1~3 mm的CT软组织图像，可用于准确显示头颈部淋巴结的位置、大小和大体形态。
- 正常淋巴结的密度与肌肉相近。
- 静脉注射对比剂增强扫描有助于描述淋巴结的一致性，如是否存在坏死。

6.1.2 MRI

- 正常淋巴结的T_1WI和T_2WI信号均匀，增强后均匀强化。
- 尽管使用长重复时间（repetition time，TR）和长回波时间（echo time，TE）获得的MRI图像信噪比较高，但使用长TR和长TE获得的异常淋巴结和肌肉之间的对比度最佳。
- 弥散加权成像（diffusion-weighted imaging，DWI）有助于检测头颈癌的亚厘米转移性淋巴结。与良性淋巴结相比，颈部转移性淋巴结的扩散风险常较低。
- MRI的对比度分辨率优于CT，MRI显示包膜外扩散和咽后淋巴结比CT敏感度高。但由于经常存在伪影，MRI显示下颈部淋巴结不如CT可靠。

6.1.3 超声

- 超声是评估头颈部肿瘤和淋巴结转移的辅助方法。
- 超声具有动态实时评估软组织的优势，可显示详细的淋巴结特征。
- 与CT相比，超声显示淋巴结转移的敏感度和特异度均较高。
- 超声对颈深部淋巴结的评估有限。同时，超声的效果取决于操作者，导致图像变化程度较大。
- CT联合超声可避免前哨淋巴结活检后再行二次手术。

6.1.4 ^{18}氟-2-脱氧-D-葡萄糖正电子发射计算机断层显像（^{18}F-FDG-PET）

- ^{18}F-FDG-PET通过标准摄取值（standardized uptake value，SUV）评估软组织代谢情况，其显示头颈癌患者淋巴结转移的敏感度和特异度均优于CT，但常需与CT或MRI结合才能准确地显示解剖细节。
- 淋巴结SUV_{max}/肝脏SUV_{max}≥0.90可作为诊断颈部转移性淋巴结的阈值，准确率为90%。

• ¹⁸F-FDG-PET能准确地检测出≥10 mm的颈部转移淋巴结，但通常不能显示淋巴结内肿瘤或小于5 mm的转移淋巴结。

• 无论大小如何，有些癌不适合进行¹⁸F-FDG-PET检测，如腺样囊性癌。

6.2　RECIST标准

作为客观评估实体瘤疗效的方法——实体瘤临床疗效评价标准（response evaluation criteria in solid tumor，RECIST）创建于2000年，并于2009年更新。更新的指南（RECIST 1.1）是在横断面测量靶病灶的最长径和淋巴结的最短径，最小阈值为15 mm。该测量标准也适用于最新的免疫治疗疗效评价——iRECIST指南。首先通过确定淋巴结的长轴或最长径来确定短轴，然后测量最宽的垂直径（图6.1）。同样，如果异常淋巴结融合、不能分离，则应使用整个病灶最长径的矢量来确定融合病灶最大短径的垂直矢量（图6.2）。淋巴结融合是口咽鳞状细胞癌预后不良的独立危险因素。

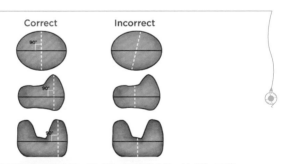

图6.1　测量淋巴结的正确方法（左侧）和错误方法（右侧）示意

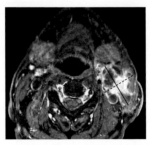

横断面增强后MR T₁WI。虚线：短径大小的测量；实线：长径大小的测量。

图6.2　左侧颈部坏死的转移性淋巴结融合，呈团块状

6.3 淋巴结

6.3.1 颈部淋巴结

颈部淋巴结分区根据可识别的解剖标志辨识（图6.3）。

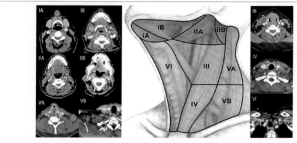

图6.3 颈部淋巴结分区示意

如果成年人颈二腹肌区域淋巴结的短径超过11 mm，其他外侧间隙淋巴结的短径超过10 mm，并且中央区淋巴结的短径超过8 mm，则淋巴结转移的可能性较大。癌症患者颈部二腹肌淋巴结长径的正常最大值为15 mm，但儿童颈Ⅱ区淋巴结的正常值可达15 mm或更大（图6.4）。此外，淋巴结的长径和短径之比小于1.5或呈圆形提示为转移性淋巴结。不过，仅仅基于大小标准进行诊断的错误率高达10%～20%，因此应权衡敏感度和特异度来设置阈值的大小。事实上，高达50%小于5 mm的淋巴结有微转移，但在影像学上无法显示（隐匿性转移）。此外，淋巴结肿大也可由良性炎症或反应性增生引起（图6.5）。

影像学上诊断淋巴结转移，除了考虑淋巴结大小，还需要考虑的其他特征包括内有囊性或坏死性成分及淋巴门消失（图6.6）。

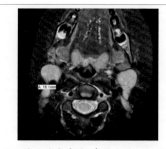

横断面MR T_2WI显示无淋巴结疾病的3岁婴儿的双侧颈部淋巴结和扁桃体组织肿大。淋巴结短径（A）：16.1 mm。

图6.4 儿童正常的颈部淋巴结

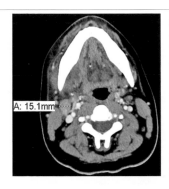

横断面CT图像显示右侧Ⅱ区淋巴结肿大伴右下颌骨牙源性感染。短径（A）：15.1 mm。

图6.5
淋巴结反应性增生

有时[18]F-FDG-PET对发现达不到标准大小但呈高代谢的转移性淋巴结有帮助。钙化也可能是转移性淋巴结的征象，特别是甲状腺癌的淋巴结转移（图6.7）。包膜外侵犯是淋巴结恶性病变的另一个特点，并且提示预后较差，其特征是边缘不规则和邻近脂肪间

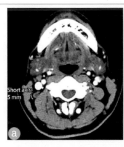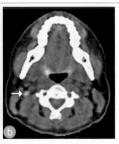

横断面CT图像（图a）显示鼻咽癌患者的右侧颈ⅡB区小淋巴结内有低密度区，证实为转移性淋巴结，相应的[18]F-FDG-PET/CT图像（图b）显示其呈高代谢（箭头）。Short axis：短径。

图6.6　坏死性淋巴结

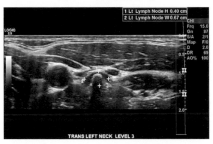

灰阶超声图像显示Ⅲ区的小淋巴结内有钙化并伴声影。Lt Lymph Node H：左颈部淋巴结高度；Lt Lymph Node W：左颈部淋巴结宽度；TRANS LEFT NECK LEVEL 3：横断面左颈部Ⅲ区淋巴结。

图6.7　转移性甲状腺癌淋巴结内的钙化

隙消失，在MRI上显示更明显（图6.8）。此外，更重要的是要考虑到淋巴结群的存在，即3个或更多的淋巴结相邻并融合，每个淋巴结的最大径为6~15 mm（图6.9），在肿瘤引流区出现这种淋巴结群提示淋巴结转移。

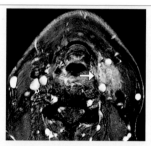

横断面增强后MR T₁WI显示左侧颈部淋巴结肿大，边缘呈浸润性改变（箭头）。

图6.8 淋巴结包膜外侵犯

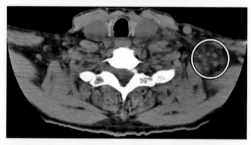

横断面CT图像显示左侧锁骨上窝成簇状的亚厘米级的淋巴结，证实为转移性淋巴结。

图6.9 淋巴结群

颈Ⅰ区：颏下和下颌下区

• 该区上界为下颌舌骨肌，下界为舌骨下缘。该区可进一步分为A区和B区：ⅠA区为颏下，位于二腹肌前腹之间；ⅠB区或下颌下淋巴结位于二腹肌后外侧和颌下腺前面。

• 颏下淋巴结接收的淋巴引流来自：

  – 下嘴唇中央。

  – 舌尖。

  – 口底。

• 下颌下淋巴结接收的淋巴引流来自：

  – 面部淋巴结。

  – 脸颊。

－鼻外侧面。

－口腔。

－颏下淋巴结

• 下颌下淋巴结可呈圆形（S/L＞0.5），而其他淋巴结分站的淋巴结呈椭圆形。

颈Ⅱ区：颈前/颈内静脉上区

• 该区的上界为颅底，下界为舌骨，后界为胸锁乳突肌后缘，前界为下颌下腺后缘。颈Ⅱ区淋巴结可进一步分为ⅡA区和ⅡB区：ⅡA区淋巴结位于颈内静脉的后方或切线后；ⅡB区淋巴结位于颈内静脉后方，与颈内静脉之间有脂肪间隙隔开。

• 颈Ⅱ区淋巴结接收的淋巴引流来自：

－口咽。

－嘴唇后方。

－腮腺。

颈Ⅲ区：颈内静脉中区

• 该区的上界为舌骨下缘，下界为环状软骨上缘，后界为胸锁乳突肌的后缘。

• 颈Ⅲ区淋巴结接收的淋巴引流来自：

－喉。

－下咽。

颈Ⅳ区：颈内静脉下区

• 该区的上界为环状软骨下缘，下界为锁骨上缘，前界为颈内动脉或颈总动脉，并将颈Ⅳ区和颈Ⅵ区淋巴结分开。

• 颈Ⅳ区淋巴结接收的淋巴引流来自：

－声门下软组织。

－甲状腺。

－颈段食管。

颈Ⅴ区：脊副神经/颈后三角区

• 该区位于胸锁乳突肌后缘的后面和斜方肌前缘的前面，自上向下排列，上界为颅底，下界为锁骨上皮质面，可进一步分为环状软骨上方的颈ⅤA区和环状软骨下方的颈ⅤB区。

• 颈Ⅴ区淋巴结接收的淋巴引流来自：

－鼻咽。

－颈后。

－头皮后。

颈Ⅵ区：内脏淋巴结

- 内脏淋巴结上界为舌骨，外界为双侧颈内动脉内缘。
- 颈Ⅵ区淋巴结接收的淋巴引流来自：
    - 颈段食管。
    - 甲状腺。
    - 喉。

6.3.2 咽后淋巴结

- 咽后淋巴结位于翼状筋膜前方、C_1椎体水平，由内侧和外侧两部分淋巴结组成。
- 推荐将短径 5 ~ 6 mm 的阈值作为成年人外侧咽后淋巴结转移或中心有坏死的任何淋巴结的诊断标准（图6.10）。
- 儿童的咽后淋巴结比成年人的大，特别是幼儿咽后外侧淋巴结，其平均大小为 7 mm（图6.11），但这些淋巴结在5岁以后显著缩小。
- 内侧咽后淋巴结在成年之前消退。
- 咽后淋巴结接收的淋巴引流来自：
    - 鼻腔。
    - 鼻窦。
    - 上咽部。
    - 口腔。
    - 中耳。

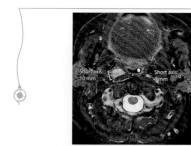 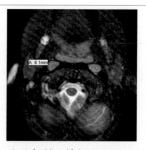

脂肪抑制后横断面T_2WI显示右侧咽后淋巴结转移，短径为10 mm，左侧为正常咽后淋巴结，短径为3 mm。Short axis：短径。

脂肪抑制后横断面T_2WI显示咽后外侧组淋巴结短径达8 mm。

图6.10 咽后淋巴结肿大

图6.11 正常儿童咽后淋巴结

6.3.3 腮腺淋巴结

- 腮腺淋巴结由浅筋膜外淋巴结、外筋膜下淋巴结和腺体内深部淋巴结组成。

• 腮腺浅筋膜外淋巴结位于颈深筋膜浅层的浅表面。

• 腮腺外筋膜下淋巴结位于筋膜深处，但不在腮腺组织内。

• 腮腺内深部淋巴结位于腮腺组织内，常位于下颌后静脉的外侧。

• 正常腮腺淋巴结的平均体积为0.1 mL。

• 推荐将5 mm作为腮腺淋巴结短径的阈值（图6.12）。

• 腮腺淋巴结接收的淋巴引流来自：

–面部和头皮前部。

–眼睑。

–耳廓和外耳道。

–鼓膜和部分咽鼓管。

–耳前浅表淋巴结。

–面颊后部。

–腮腺。

–泪腺。

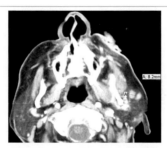

横断面CT图像显示左侧面部皮肤鳞状细胞癌伴左侧腮腺淋巴结肿大。短径（A）：8.2 mm。

图6.12　腮腺淋巴结肿大

6.3.4　枕部淋巴结

• 枕部淋巴结包括筋膜上淋巴结群、筋膜下淋巴结群和枕深淋巴结群。

• 筋膜上淋巴结群或浅表淋巴结群紧贴于颈深筋膜浅层或帽状腱膜，沿着枕动脉和枕大神经分布。

• 筋膜下淋巴结群位于枕骨的上项线附近，在颈深筋膜浅层下方。

• 枕深淋巴结群位于头夹肌上附着处深处、头上斜肌上方和

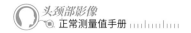
头最长肌内侧。

- 正常枕部淋巴结短径通常为3~6 mm。
- 枕部淋巴结肿大表现为沿着枕骨的细长形态（图6.13）。
- 枕部淋巴结接收的淋巴引流来自：
  - 头皮后部。
  - 上颈部后部。

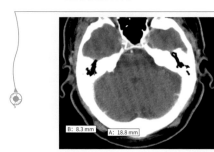

横断面CT图像显示淋巴瘤患者的淋巴结肿大。
长径（A）：18.8 mm；
短径（B）：8.3 mm。

图6.13
枕部淋巴结肿大

参考文献
（遵从原版图书著录格式）

Ahuja AT, Ying M. Sonographic evaluation of cervical lymph nodes. Am J Roentgenol. 2005;184:1691–1699.

Braams JW, Pruim J, Freling NJM, Nikkels PGJ, Boering G, et al. Detection of lymph node metastases of squamous-cell cancer of the head and neck with FDG-PET and MRI. J Nucl Med. 1995;36(2):211–216.

Chong V. Cervical lymphadenopathy: what radiologists need to know. Cancer Imaging. 2004;4(2):116–120.

Chung MS, Choi YJ, Kim SO, Lee YS, Hong JY, Lee JH, Baek JH. A scoring system for prediction of cervical lymph node metastasis in patients with head and neck squamous cell carcinoma. AJNR Am J Neuroradiol.2019;40(6):1049–1054.

Costa NS, Salisbury SR, Donnelly LF. Retropharyngeal lymph nodes in children: a common imaging finding and potential source of misinterpretation. AJR Am J Roentgenol. 2011;196(4): W433–437.

Costa E, Silva Souza LMB, Leung KJ, O'Neill A, Jayender J, Lee TC. Jugulodigastric lymph node size by age on CT in an adult cancer-free population. Clin Imaging. 2018; 47:30–33.

Curtin HD, Ishwaran H, Mancuso AA, Dalley RW, Caudry DJ, McNeil BJ. Comparison of CT and MR imaging in staging of neck metastases.

Radiology. 1998; 207:123–130.

Dooms GC, Hricak H, Crooks LE, Higgins CB. Magnetic resonance imaging of the lymph nodes: comparison with CT. Radiology. 1984;153(3):719–28.

Eisenmenger LB, Wiggins RH III. Imaging of head and neck lymph nodes. Radiol Clin North Am. 2015;53(1):115–132.

Lengelé B, Hamoir M, Scalliet P, Grégoire V. Anatomical bases for the radiological delineation of lymph node areas. Major collecting trunks, head and neck. Radiother Oncol. 2007;85(1):146–155.

Leticia MB, Souza CS, Leung KJ, O'Neill A, Jagadeesan J, Lee TC. Jugulodigastric lymph node size by age on CT in an adult cancer-free population. Clin Imaging. 2018; 47:30–33.

Lim RS, Ramdave S, Beech P, Billah B, Karim MN, Smith JA, Safdar A, Sigston E. Utility of SUVmax on 18 F-FDG PET in detecting cervical nodal metastases. Cancer Imaging. 2016;16(1):39.

Maeda T, Yamamoto Y, Furukawa H, Oyama A, Funayama E, Murao N, Hayashi T. Dominant lymph drainage patterns in the occipital and parietal regions: evaluation of lymph nodes in patients with skin cancer of the head. Int J Clin Oncol. 2017;22(4):774–779.

Nishio N, Fujimoto Y, Hiramatsu M, Maruo T, Tsuzuki H, Mukoyama N, Yokoi S, Wada A, Kaneko Furukawa M, Furukawa M, Sone M. Diagnosis of cervical lymph node metastases in head and neck cancer with ultrasonic measurement of lymph node volume. Auris Nasus Larynx.46(6):889–895. pii: S0385-8146(18)30489-9.

Norling R, Buron BMD, Therkildsen MH, Henriksen BM, von Buchwald C,Nielsen MB. Staging of cervical lymph nodes in oral squamous cell carcinoma: adding ultrasound in clinically lymph node negative patients may improve diagnostic work-up. PLoS One. 2014;9:e90360.

Sathyanarayan V, Bharani S. Enlarged lymph nodes in head and neck cancer: analysis with triplex ultrasonography. Ann Maxillofac Surg. 2013;3(1):35–39.

Seymour L, Bogaerts J, Perrone A, Ford R, Schwartz LH, et al. iRECIST: guidelines for response criteria for use in trials testing immunotherapeutics. Lancet Oncol. 2017;18:e143–152.

Shetty SK, Harisinghani MD. Magnetic resonance techniques in lymph node imaging. Appl Radiol. 2004; accessed online. https://appliedradiology. com/articles/magnetic-resonance-techniques-inlymph-node-imaging.

Som PM. Detection of metastasis in cervical lymph nodes: CT and MR criteria and differential diagnosis. AJR Am J Roentgenol. 1992;158(5):961–969.

Spector ME, Gallagher KK, Light E, Ibrahim M, Chanowski EJ, et al. Matted nodes: poor prognostic marker in oropharyngeal squamous cell carcinoma independent of HPV and EGFR status. Head Neck. 2012;34(12):1727–1733.

Sun J, Li B, Li CJ, Li Y, Su F, Gao QH, et al. Computed tomography versus magnetic resonance imaging for diagnosing cervical lymph node metastasis of head and neck cancer: a systematic review and meta-analysis. Onco Targets Ther. 2015;8: 1291–1313.

Van den Brekel MWM, Stel HV, Castelijns JA, Nauta JJP, van der Waal I. Cervical lymph node metastasis: assessment of radiologic criteria. Radiology. 1990;177: 379–384.

Van den Brekel MWM, Castelijns JA, Snow GB. The size of lymph nodes in the neck on sonograms as a radiologic criterion for metastasis: how reliable is it? AJNR Am J Neuroradiol. 1998;19: 695–700.

Vandecaveye V, de Keyzer V, Dirix P, Verbeken E, Nuyts S, Hermans R. Head and neck squamous cell carcinoma: value of diffusion-weighted MR imaging for nodal staging. Radiology. 2009; 251:134–146.

Veenstra HJ, Klop WM, Lohuis PJ, Nieweg OE, van Velthuysen ML, Balm AJ. Cadaver study on the location of suboccipital lymph nodes: guidance for suboccipital node dissection. Head Neck. 2014;36(5):682–686.

Ying M, Ahuja A, Brook F, Brown B, Metreweli C. Sonographic appearance and distribution of normal cervical lymph nodes in a Chinese population. J Ultrasound Med. 1996;15(6):431–436.

Ying M, Ahuja A, Brook F. Sonographic appearances of cervical lymph nodes: variations by age and sex. J Clin Ultrasound. 2002;30(1):1–11.

Zhang GY, Liu LZ, Wei WH, Deng YM, Li YZ, Liu XW. Radiologic criteria of retropharyngeal lymph node metastasis in nasopharyngeal carcinoma treated with radiation therapy. Radiology. 2010;255(2):605–612.

Zhang MH, Ginat DT. Normative measurements of parotid lymph nodes on CT imaging [published online ahead of print, 2020 May 14]. Surg Radiol Anat. 2020;10.1007/s00276-020-02494-8. https://doi.org/10.1007/s00276-020-02494-8.

第 **7** 章

甲状腺、唾液腺和扁桃体的影像学正常测量值

Daniel Thomas Ginat

7.1 甲状腺

• 甲状腺位于颈部内脏间隙，包括两个叶，由气管前峡部连接。

• 甲状腺的碘含量高，在平扫CT图像上呈高密度，为80~100 Hu，增强后CT值为150~170 Hu（图7.1）。

• 成年人甲状腺的正常径线：上下径为40~60 mm，前后径为13~18 mm（图7.2）。

• 成年人甲状腺的平均体积为（10.7±2.8）mL（范围为5.7~17.1 mL），并与体型相关。

• 成人组和儿童组甲状腺的正常径线详见表7.1和表7.2。

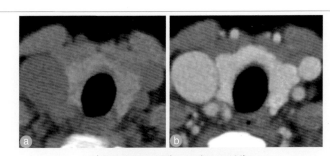

a.横断面平扫CT图像；b.增强CT图像。

图7.1　正常甲状腺组织呈高密度和明显强化

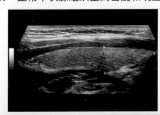

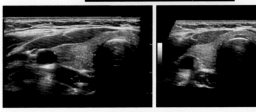

正常甲状腺超声图像。

图7.2　甲状腺的径线和内容物

表7.1　成年人甲状腺测量值

形态学参数	大小
前后径，右侧（mm）	13.5 ± 2.0
前后径，左侧（mm）	13.1 ± 1.8
横径，右侧（mm）	16.0 ± 3.0
横径，左侧（mm）	15.3 ± 2.5
纵径，右侧（mm）	42.5 ± 4.9
纵径，左侧（mm）	40.2 ± 3.8
峡部厚度（mm）	2.5 ± 1.0
体积，右叶（cm³）	4.6 ± 2.0
体积，左叶（cm³）	4.0 ± 1.4
体积，全部（cm³）	8.6 ± 3.1

表7.2　不同年龄儿童的甲状腺体积

年龄（岁）	体积（cm³）
6	1.8 ± 0.4
8	1.8 ± 0.4
10	1.9 ± 0.5
12	2.8 ± 0.7
14	3.7 ± 0.7
16	5.0 ± 1.5

• 锥体叶是甲状舌管的残余，是正常甲状腺组织向上的延伸，与甲状腺癌手术相关。

• 锥体叶的平均前后径、横径和长度分别为2 mm、6 mm和21 mm（图7.3）。

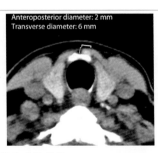

横断面CT图像显示锥体叶的径线。Anteroposterior diameter：前后径；Transverse diameter：横径。

图7.3　锥体叶

临床意义

• 影像学检查可用于评估甲状腺肿和伴随的甲状腺结节、胸骨后延伸和气管狭窄（图7.4）。

• 当甲状腺叶的纵径和整个腺体的宽径加在一起达到6.5 cm或6.5 cm以上时，可考虑为甲状腺增大。

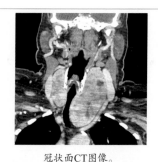

冠状面CT图像。

图7.4 甲状腺肿伴气管狭窄

7.2 腮腺导管

• 腮腺形态呈叶状，可分为深叶、浅叶及向下延伸的部分（称为"尾"，可达腺体下方2 cm）。

• CT或MRI测量值：最大断面的宽度范围为26～67 mm，深度范围为33～86 mm，高度范围为38～80 mm（图7.5）。

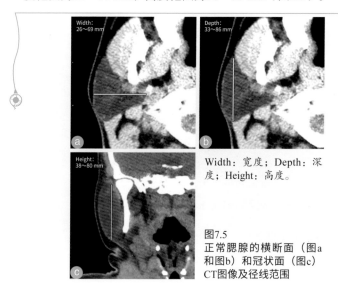

Width：宽度；Depth：深度；Height：高度。

图7.5
正常腮腺的横断面（图a和图b）和冠状面（图c）CT图像及径线范围

• 超声图像测量值：腮腺在平行于下颌支的轴上测量值为（46±8）mm，在横轴上的测量值为（37±6）mm。

• 表7.3中列出了不同人群的腮腺体积。

• 除腮腺的实际大小之外，考虑腺体的对称性也有帮助，双侧体积差别在10%以内。

• 腮腺内密度一般随着年龄的增长而降低，是因为腺体内有脂肪浸润（图7.6）。

表7.3 正常腮腺体积

人群	体积（cm^3）
青少年男性	17 ~ 21
青少年女性	14 ~ 17
年轻成年男性	20 ~ 24
年轻成年女性	18 ~ 21
中年男性	29 ~ 35
中年女性	20 ~ 22
老年男性	29 ~ 35
老年女性	29 ~ 35

• 副腮腺的平均大小为16 mm × 6 mm，与主腮腺的距离平均为10 mm（图7.7）。

• 腮腺导管的平均长度为50 mm。

• 腮腺导管的平均宽度一般为1 ~ 2 mm（图7.8）。

临床意义

• 腮腺肿大可由涎腺肿大症、腮腺感染、炎症或肿瘤引起（图7.9），其中一些疾病也可伴有腮腺导管扩张（图7.10）。

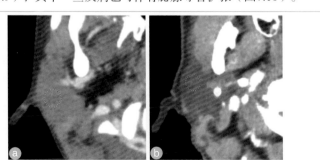

图7.6 横断面CT图像显示儿童（图a）的腮腺密度高于成年人（图b）

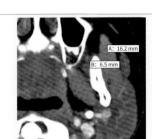

横断面CT图像。长径（A）：16.2 mm；短径（B）：6.5 mm。

图7.7　副腮腺

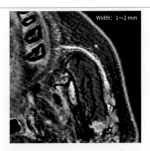

横断面MR T₂WI。Width：宽度。

图7.8　正常的充满液体的腮腺导管

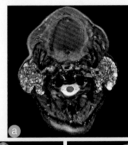

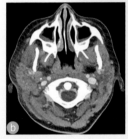

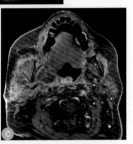

横断面MR T₂WI显示腮腺肿大伴与干燥综合征相关的多发囊肿（图a）；横断面CT图像显示与腮腺炎相关的右侧腮腺肿大及周围炎症（图b）；脂肪抑制后横断面MR T₁WI显示右侧腮腺癌弥漫性浸润（图c）。

图7.9　腮腺肿大

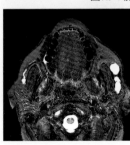

横断面MR T₂WI显示炎症后狭窄引起的双侧腮腺导管扩张，左侧大于右侧。

图7.10
腮腺导管扩张

· 腮腺小可由炎症后萎缩引起，也可能在部分腮腺切除术后出现腮腺体积减小（图7.11）。

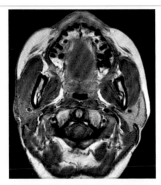

横断面MR T₁WI显示右侧腮腺切除术后少量残留的腮腺组织及覆盖在皮下组织上的瘢痕组织。

图7.11 腮腺缩小

7.3 下颌下腺和导管

· 在横断面上，正常下颌下腺的大小为28 mm × （18 ± 5 mm）（图7.12）。

· 表7.4列出了不同人群下颌下腺的体积。

· 下颌下腺管的平均长度为58 mm，下颌下腺管膝部的平均角度为115°（图7.13）。

· 下颌下腺管的平均宽度为2 ~ 3 mm。

· 腺体内或外导管的直径≥3 mm提示可能存在阻塞。

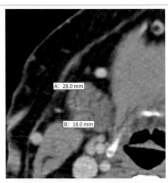

横断面CT图像。长径（A）：28.0 mm；短径（B）：18.0 mm。

图7.12 正常的下颌下腺

表7.4　正常下颌下腺体积

人群	体积（cm³）
青春期男性	7.2 ~ 8.9
青春期女性	6.5 ~ 8.1
年轻成年男性	7.8 ~ 9.5
年轻成年女性	7.3 ~ 8.6
中年男性	8.4 ~ 10.2
中年女性	7.9 ~ 9.3
老年男性	8.3 ~ 10.5
老年女性	7.0 ~ 8.2

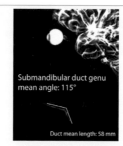

斜矢状面MRI唾液腺导管造影显示正常下颌下腺管的正常径线。Submandibular duct genu mean angle：下颌下腺管膝部平均角度；Duct mean length：下颌下腺管平均长度。

图7.13　下颌下腺管

临床意义

与腮腺一样，下颌下腺增大可由涎腺炎或肿瘤引起（图7.14）。另外，放疗或慢性炎症后腺体可能变小（图7.15）。下颌下腺管扩大可能是先天性的，由下颌下腺管闭锁引起；也可能由肿瘤、炎症后狭窄和结石阻塞引起（图7.16）。

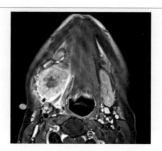

脂肪抑制增强后横断面T₁WI。

图7.14　浸润性癌导致的右侧下颌下腺增大

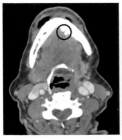 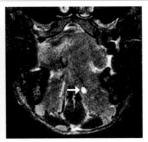

横断面CT图像。

图7.15 左侧下颌下腺萎缩,是由结石(圆圈)导致的慢性涎腺炎引起的

冠状面MR T₂WI显示肿瘤阻塞导致的左侧下颌下腺管(箭头)扩张。

图7.16 下颌下腺管扩张

7.4 扁桃体

• 扁桃体包括舌扁桃体、腭扁桃体和鼻咽扁桃体(腺样体)。

• 儿童时期扁桃体与骨骼结构成比例生长。

• 腺样体在7 ~ 10岁年龄组中最大,平均为15 mm,到60岁时下降至5 mm(图7.17)。

• 舌扁桃体的厚度常小于10 mm(图7.18)。

• 横断面上,正常成年人腭扁桃体大小不超过12 mm × 20 mm(图7.19)。

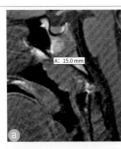 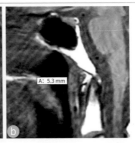

图7.17 矢状面MR T₁WI显示儿童(图a)和成年人(图b)的正常腺样体

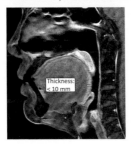

脂肪抑制增强后矢状面T₁WI。Thickness:厚度。

图7.18
正常的舌扁桃体

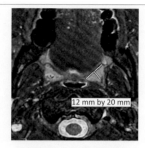

脂肪抑制后横断面T₂WI。

图7.19 成年人正常的腭扁桃体

临床意义

扁桃体增大可由良性淋巴增生、感染或肿瘤引起（图7.20）。

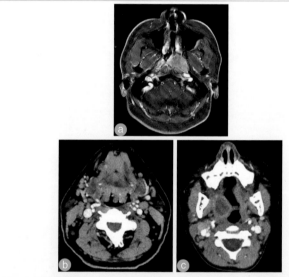

图7.20 脂肪抑制增强后横断面T₁WI（图a）显示鼻咽癌；横断面增强CT图像（图b）显示舌扁桃体增生；横断面CT图像（图c）显示右侧扁桃体炎伴扁桃体周围脓肿

参考文献

（遵从原版图书著录格式）

Aasen S, Kolbenstvedt A. CT appearances of normal and obstructed submandibular duct. Acta Radiol. 1992;33(5):414–419.

Ahn D, Yeo CK, Han SY, Kim JK. The accessory parotid gland and facial process of the parotid gland on computed tomography. PLoS One. 2017;12(9):e0184633.

Atkinson C, Fuller J 3rd, Huang B. Cross-sectional imaging techniques and normal anatomy of the salivary glands. Neuroimaging Clin N Am. 2018;28(2):137–158.

Bhatia KS, King AD, Vlantis AC, Ahuja AT, Tse GM. Nasopharyngeal mucosa and adenoids: appearance at MR imaging. Radiology. 2012;263(2):437–443.

Ceylan I, Yener S, Bayraktar F, Secil M. Roles of ultrasound and power Doppler ultrasound for diagnosis of Hashimoto thyroiditis in anti-thyroid marker-positive euthyroid subjects. Quant Imaging Med Surg. 2014;4(4):232–238.

Dost P. Ultrasonographic biometry in normal salivary glands. Eur Arch Otorhinolaryngol. 1997;254(Suppl 1):S18–19.

Dost P, Kaiser S. Ultrasonographic biometry in salivary glands. Ultrasound Med Biol. 1997;23(9):1299–1303.

Fricke BL, Donnelly LF, Shott SR, Kalra M, Poe SA, Chini BA, Amin RS. Comparison of lingual tonsil size as depicted on MR imaging between children with obstructive sleep apnea despite previous tonsillectomy and adenoidectomy and normal controls. Pediatr Radiol. 2006; 36(6):518–523.

Friedman M, Wilson MN, Pulver TM, et al. Measurements of adult lingual tonsil tissue in health and disease. Otolaryngol Head Neck Surg.2010;142(4):520–525.

Ginat DT. Imaging of benign neoplastic and nonneoplastic salivary gland tumors. Neuroimaging Clin N Am. 2018;28(2):159–169.

Hamilton BE, Salzman KL, Wiggins RH, Harnsberger HR. Earring lesions of the parotid tail. AJNR Am J Neuroradiol. 2003;24(9):1757–1764.

Hong HS, Lee JY, Jeong SH. Normative values for tonsils in pediatric popula- tions based on ultrasonography. J Ultrasound Med. 2018;37(7):1657–1663.

Horsburgh A, Massoud TF. The salivary ducts of Wharton and Stenson: anal- ysis of normal variant sialographic morphometry and a historical review. Ann Anat. 2013;195(3):238–242.

Ivanac G, Rozman B, Skreb F, Brkljacić B, Pavić L. Ultrasonographic mea-surement of the thyroid volume. Coll Antropol. 2004;28(1):287–291.

Kim DW, Jung SL, Baek JH, Kim J, Ryu JH, Na DG, Park SW, Kim JH, Sung JY, Lee Y, Rho MH. The prevalence and features of thyroid pyramidal lobe, accessory thyroid, and ectopic thyroid as assessed by computed tomography: a multicenter study. Thyroid. 2013;23(1):84–91.

Larsson SG, Lufkin RB, Hoover LA. Computed tomography of the subman- dibular salivary glands. Acta Radiol. 1987;28(6):693–696.

Li W, Sun ZP, Liu XJ, Yu GY. [Volume measurements of human parotid and submandibular glands]. Beijing Da Xue Xue Bao Yi Xue Ban. 2014;46(2):288–293.

Mahne A, El-Haddad G, Alavi A, et al. Assessment of age-related morpho- logical and functional changes of selected structures of the head and neck by computed tomography, magnetic resonance imaging, and positron emission tomography. Semin Nucl Med. 2007;37(2):88–102.

Medbery R, Yousem DM, Needham MF, Kligerman MM. Variation in parotid gland size, configuration, and anatomic relations. Radiother Oncol. 2000;54(1):87–89.

Prince JS, Stark P. Normal cross-sectional dimensions of the thyroid gland on routine chest CT scans. J Comput Assist Tomogr. 2002;26(3):346–348.

Raz E, Saba L, Hagiwara M, Hygino de Cruz LC Jr, Som PM, Fatterpekar GM. Parotid gland atrophy in patients with chronic trigeminal nerve denervation. AJNR Am J Neuroradiol. 2013;34(4):860–863.

Vogler RC, Ii FJ, Pilgram TK. Age-specific size of the normal adenoid pad on magnetic resonance imaging. Clin Otolaryngol Allied Sci. 2000;25(5): 392–395.

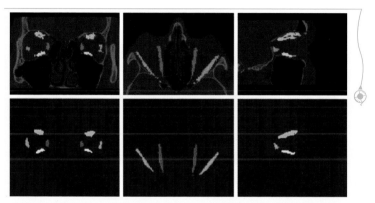

内直肌、外直肌、上直肌（提上睑肌）、下直肌体积分别为2177 mm³、1888 mm³、2453 mm³、1660 mm³。

彩图1.3　使用机器学习自动分割生成的眼外肌的体积测量值
（由Ramkumar Rajabathar Babu Jai Shanker提供）

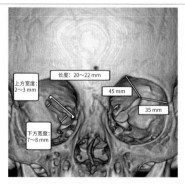

三维CT图像显示眶上裂为椭圆形裂隙，内下部比外上部宽，平均大小标注在右侧。眶上切迹/孔和额颧缝到眶上裂的平均距离分别标注在左侧。

彩图4.18　眶上裂

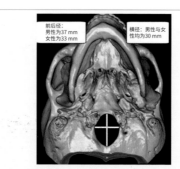

正常成年男性和女性枕骨大孔的平均长度和宽度。

彩图4.37　枕骨大孔

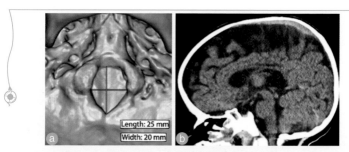

三维CT图像（图a）显示枕骨大孔的径线值。矢状面CT图像（图b）显示颅底轻度凹陷致枕骨大孔更窄，还可见特征性的前额隆起。Length：长度；Width：宽度。

彩图4.38　软骨发育不全